U0221676

糖尿病
肾脏病科普
100 问

主　编　陈雪琴　边学燕　黄坚成

副主编　鲍玲玲　徐庆青　苏　秦　艾园园

　　　　沈宏平　宋佳怡　蔡以力

ZHEJIANG UNIVERSITY PRESS
浙江大学出版社
·杭州·

图书在版编目（CIP）数据

糖尿病肾脏病科普100问 / 陈雪琴，边学燕，黄坚成
主编. -- 杭州：浙江大学出版社，2023.6
　　ISBN 978-7-308-23807-6

　　Ⅰ. ①糖… Ⅱ. ①陈… ②边… ③黄… Ⅲ. ①糖尿病
－防治－问题解答②肾疾病－防治－问题解答 Ⅳ.
①R587.1-44②R692-44

中国国家版本馆CIP数据核字(2023)第089896号

糖尿病肾脏病科普100问
TANGNIAOBINGSHENZANGBING KEPU 100 WEN

陈雪琴　　边学燕　黄坚成　主编

策划编辑	柯华杰
责任编辑	郑成业
责任校对	李　晨
封面设计	林智广告
出版发行	浙江大学出版社
	（杭州市天目山路148号　　邮政编码　310007）
	（网址：http：//www.zjupress.com）
排　　版	杭州林智广告有限公司
印　　刷	杭州捷派印务有限公司
开　　本	889mm×1194mm　1/32
印　　张	3.5
字　　数	52千
版印次	2023年6月第1版　2023年6月第1次印刷
书　　号	ISBN 978-7-308-23807-6
定　　价	25.00元

总　序

疾病，自古以来就是人类无法绕过的话题，它与人类相伴相随，一直影响着人类社会和人类文明。随着科技的飞速进步及社会的不断发展，人类在与疾病的斗争中不断取得胜利，人类对于自身的健康有了越来越多的主动权。特别是近年来，随着国民健康意识的不断提升，越来越多的人关注健康问题，追求"主动健康"。国家也在以前所未有的力度推进"健康中国"建设，倡导健康促进理念，深入实施"将健康融入所有政策"。2019 年 7 月，国务院启动"健康中国行动（2019—2030 年）"，部署了 15 个专项行动，其中第 1 项就是"健康知识普及行动"，这也凸显了国家对健康知识普及工作的重视。

健康科普是医务工作者的责任，也是医务工作者的义务。人们常说，"医者，有时是治愈，常常是帮助，总是去安慰"。作为医生，我们在临床工作中，发现许多患者朋友有共同的问题或困惑，如果我们能够提前做好科普，答疑解惑，后续的治疗就能事半功倍。通过科普书籍传递健康知识，打破大众的医学认知壁垒，能为未病者带去安慰，增强健康知识储备；为已病者提供帮助，使其做一个知情的患者；给久病者以良方，助其与医生共同对付难缠的疾病。这就是编写本丛书的初衷，也是编写本丛书的目的。

都说医生难，其实大部分没有医学知识的普通民众更难。面对庞杂的医疗信息，面对各地不均衡的医疗水平，面对复杂的疾病，一方面要做自己健康的第一责任人，另一方面还要时刻关注家人的身心健康。我作为医生同时又是医院管理者，也一直在思考能为广大民众做点什么，以期既能够治愈来医院就诊的患者，又能为出于这样或那样的原因不能来医院面诊的患者解决问题。

这套科普丛书，就可以解决这个问题。它以医学知识普及为目的，从医生的专业角度，为患者梳理了常见疾病预防治疗的建议。丛书共 15 册，涵盖了情绪管理、居家护理、肥胖、睡眠、糖尿病、肾脏病、糖尿病肾脏病、口腔健康、呼吸系统疾病、骨质疏松、脑卒中、心脏病、高血压、女性卵巢保护、前列腺疾病 15 个主题。每册包含 100 个常见问题（个别分册包含 100 多个常见问题），全书以一问一答的形式，分享与疾病相关的健康知识。丛书的编者都拥有丰富的临床经验，是各科室和学科专业的骨干。丛书分享的知识点都是来源于一线医务工作者在疾病管理中的实践经验，针对性强。通过阅读，你可以快速而有针对性地找到自己关心的问题，并获得解决问题的办法，从而解除健康困扰。你也可以从别人的问题中受到些许启发，从而在守卫健康的过程中少走一些弯路，多做一些科学的、合理的选择，养成良好的健康生活方式。因此，特撰文以推荐，希望我们这个庞大的医生朋友团队用科普的力量，在促进健康的道路上与你一路同行。

　　未病早预防，有病遇良方，愿大家都能永葆健康！

2023 年 3 月

前 言
PREFACE

糖尿病肾脏病是糖尿病患者常见的并发症之一，严重影响了患者的生活质量和健康状况。全球范围内，糖尿病肾脏病是肾脏病进入终末期的首要原因，也是夺去糖尿病患者生命的主要原因之一。随着现代生活方式的变化和糖尿病患者人数的增加，对于这一疾病的认识和治疗变得愈发重要。

糖尿病肾脏病的发生与糖尿病患者的血糖控制、血压控制、肾脏保护等方面密切相关。因此，对于糖尿病患者来说，了解糖尿病肾脏病的相关知识，掌握一些预防和治疗的方法，对于保护肾脏健康、延缓糖尿病并发症的发生具有重要的意义。

本书共分为九章，包含 100 个问题，涵盖了糖尿病肾脏病的基本概念、病理特征、临床表现、诊断方法、治疗原则及预防措施等方面，旨在为广大读者提供有关糖尿病肾脏病全面、详细的科普知识。本书力求用简明扼要的语言，将复杂的医学知识转化为易于理解的内容，从而引起广大读者对于糖尿病肾脏病的关注，提高公众对于糖尿病肾脏病的认识和了解，促进糖尿病患者的健康管理和治疗。

在编写过程中，我们强调了中西医结合的诊治方法。中医和西医各有其独特的理论和实操方法，而结合两者的优势可以为糖尿病肾脏病患者提供更全面、更综合的诊疗方案。我们希望通过本书的介绍，读者能够了解中医和西医在糖尿病肾脏病诊治中的作用和价值，同时促进医学领域的交流和合作。

此外，本书也强调了疾病的预防和自我管理的重要性。糖尿病肾脏病的发展可以通过积极的生活方式、合理的饮食习惯、规律的运动以及规范的药物治疗得到控制。我们提供了一些实用的建议和指导，以帮助读者在日常生活中做出正确的选择，预防疾病的发生和病情的进一步发展。

在这个信息爆炸的时代，获取准确和可靠的医学知识变得越来越重要。我们希望本书能够为广大读者提供有用的信息和指导，从而更好地了解和管理糖尿病肾脏病，也希望本书能够为读者答疑解惑，成为读者健康路上的良师益友。

本书的编写得益于众多医学专家和拥有丰富临床经验的医师的贡献，他们将自己的知识和经验融入对每一个问题的解答，使得本书具备了科学性和实用性，在此感谢所有编写人员的辛苦付出。由于编者水平有限，书中难免存在不足之处，恳请读者不吝指正。

目 录
CONTENTS

一、基本知识篇

二、早筛早治篇

五、治疗篇

六、饮食营养篇

九、传统医学篇

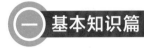

一 基本知识篇

❓ 1 什么是糖尿病?

糖尿病是指以血浆葡萄糖水平升高为特征的代谢性疾病,多由胰岛素缺乏和(或)胰岛素功能障碍引起[1]。简单来说,糖尿病其实就是高血糖症。

❓ 2 什么是糖尿病肾脏病?

糖尿病肾脏病(DN)是指由糖尿病引起的一种继发性肾小球疾病;糖尿病肾脏疾病(DKD)是指由糖尿病引起的慢性肾脏病,即肾小球滤过率< 60 mL/min,或尿白蛋白/肌酐比值> 30 mg/g持续超过3个月;糖尿病性肾小球肾病(DG)专指经肾脏活检证实的由糖尿病引起的肾小球疾病[2]。美国肾脏病基金会(NKT)制定的肾脏病生存质量指导指南(KDOQI)建议用糖尿病肾脏疾病取代糖尿病肾脏病。本书主要针对糖尿病肾脏疾病进行阐述,将其简称为糖尿病肾脏病。

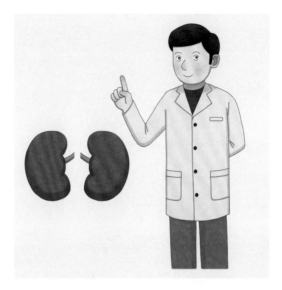

3 得了糖尿病一定会出现糖尿病肾脏病吗？
一定会变成尿毒症吗？

　　糖尿病病人并不一定会得糖尿病肾脏病。如果长期未控制好血糖、血压、血脂、尿酸等疾病进展的危险因素，就会极大地增加微血管病变的风险，导致糖尿病肾脏病。我们的治疗目的主要是减缓疾病的进展速度，降低并发症的发生率。即便发生了糖尿病肾脏病，我们也可以通过最大限度地控制危险因素，延缓肾脏病变的进展，使肾功能保持稳定或减缓肾小球滤过率的下降速度，以免过快地发展到尿毒症。

❓ 4　糖尿病肾脏病有哪些表现?

　　糖尿病肾脏病早期表现为疲倦乏力、脸色苍白、泡沫尿、水肿、夜尿增多、血压升高、贫血等,症状隐匿,缺乏特异性的临床表现,因此容易被病人忽视。晚期由于肾脏排泄功能及内分泌功能丧失,会出现水盐电解质代谢紊乱,表现为低钠低钙高钾高磷、心力衰竭、心律失常、肺水肿、恶心纳差、消化道溃疡或出血、贫血、骨质疏松、皮肤瘙痒等。

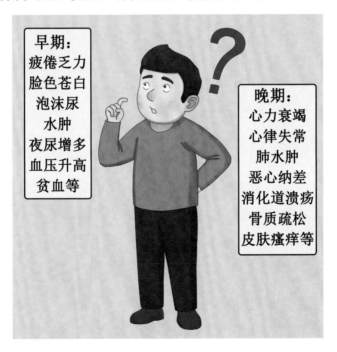

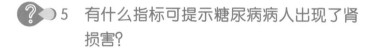

?5　有什么指标可提示糖尿病病人出现了肾损害?

对于健康人，正常生理情况下，尿蛋白是无法检测出来的。但对于糖尿病病人，当出现肾脏损害时，肾脏的滤过屏障功能受损，会导致大量蛋白漏出。因此，可以通过化验血液了解肾小球滤过率，完善尿液检查了解尿蛋白排泄率。以上两者中任意一项指标异常，即 24 小时尿蛋白定量 ≥ 30 mg 或肾小球滤过率 < 60 mL/（min·1.73 m²），持续超过 3 个月，就需要考虑糖尿病肾脏病[3]。

?6　得了糖尿病，尿检又有蛋白，一定是糖尿病肾脏病吗?

出现漏蛋白尿是由于肾脏的"滤网"出现了问题。因此，只要肾脏出现了病变，尿液中都可以出现蛋白。除了糖尿病，高血压、感染、风湿免疫病、肿瘤等其他疾病都可以导致肾脏疾病。因此，如果糖尿病合并了以上这些疾病，尿检也会有蛋白。如果是以下这几种情况的糖尿病病人，需要考虑非糖尿病所致的肾脏疾病，如未合并视网膜病变、糖尿病病史不长、尿蛋白急剧升高、肾功能急剧下降、持续的活动性尿沉渣异常（红细胞、白细胞或细胞管型等）、顽固性高血压、合并系统性疾病、使用沙坦类或普利类药物后3个月内肾小球滤过率下降超过30%等。

🔍 7　糖尿病出现肾脏疾病，都是糖尿病肾脏病吗？

糖尿病肾脏病是指仅由糖尿病所致的慢性肾脏病变。一个糖尿病病人同时有肾脏疾病的临床表现，未必是糖尿病肾脏病，可能是糖尿病合并其他肾脏疾病，或者是存在糖尿病肾脏病的同时合并了其他肾脏疾病。临床上，糖尿病合并慢性肾脏病的病人有三种类型：糖尿病性肾病、非糖尿病性肾病与糖尿病性肾病合并非糖尿病性肾病。由于糖尿病性肾病与非糖尿病性肾病的治疗方案可能完全不同，因此在诊断糖尿病肾脏病时，需要厘清糖尿病与慢性肾脏病之间的关系。有较长的糖尿病病程、血糖控制差、合并其他微血管病变的糖尿病病人通常需要考虑该病，同时须排除免疫、肿瘤等其他因素导致慢性肾脏病的情况，必要时完善肾活检以明确病理类型。具备以下至少一项者可诊断为糖尿病肾脏病[4]:（1）连续 3 个月内完成 3 次检测，其中至少有两次尿白蛋白/肌酐比值 ≥ 30 mg/g 或 24 小时尿蛋白定量 ≥ 30 mg（ ≥ 20 μg/min）;（2）持续 3 个月肾小球滤过率 < 60 mL/（min·1.73 m²）;（3）肾脏病理活检符合糖尿病肾脏病的病理改变。

8 一旦怀疑是糖尿病肾脏病，都需要做肾脏病理活检吗?

我们一般可临床诊断糖尿病肾脏病，并非必须行肾活检。如果某糖尿病病人有较长的糖尿病病程，长期血糖控制差，同时合并有视网膜病变，尿液检查发现蛋白尿时，可临床诊断为糖尿病肾脏病。但根据病人病史及检验需考虑非糖尿病性肾病时，必须行肾活检以明确诊断。

9 糖尿病病人是不是很容易得尿路感染?

是的。尿路感染是糖尿病病人最常见的并发症之一。糖尿病病人的尿液中有大量葡萄糖漏出，很容易滋生细菌，细菌把糖作为营养来源在尿路中大量繁殖;特别是女性病人，发生尿路感染的几率比男性病人更大，因为女性尿路比较短，发生逆行感染的几率比较大。而男性糖尿病病人到 50 岁以后容易患前列腺肥大，增加了尿路感染发生的机会。此外，并发神经病变的糖尿病病人，多数伴有神经源性膀胱尿潴留，这有利于细菌的生长繁殖，更容易发生尿路感染，感染通过尿路上行也容易发生肾盂肾炎。

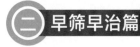

10 生活中哪些信号提示可能是糖尿病肾脏病？

糖尿病肾脏病的发生和发展需要经历漫长的时间，当出现以下情况时，一定要警惕糖尿病肾脏病的发生[5]。（1）蛋白尿。糖尿病肾脏病最明显的临床表现就是蛋白尿。蛋白尿的出现意味着肾脏开始受损，这时病人需要及时就诊。（2）水肿。水肿也是糖尿病肾脏病出现前的信号之一。许多糖尿病病人在血浆蛋白降低前会出现轻度水肿，这时疾病基本处于早期。如果出现严重水肿的情况，就说明糖尿病肾脏病已进入晚期。（3）血压升高。当糖尿病病人长期处于高血糖的状态时，血管会发生病变，导致肾脏血管压力不断增高，最终导致肾脏结构和形态变化，引发高血压。（4）小便频数、尿量增多。小便频数、尿量增多，肾脏B超显示肾脏增大，肾脏正处于高速工作状态，这些信号提示我们病人正处于糖尿病肾脏病早期。

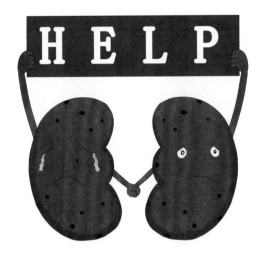

❓❯11　最近小便里出现了很多泡沫，一定是得了糖尿病肾脏病吗？

　　不一定。糖尿病病人由于尿液中蛋白含量增多，会使尿液表面张力增强，继而出现泡沫，但是出现泡沫尿不一定是得了糖尿病肾脏病。出现泡沫尿还有很多别的原因。（1）有可能是排尿过急或排尿位置较高，尿液受到冲击而形成泡沫，此时形成的泡沫静止放置一段时间后会消失。（2）尿液过度浓缩，当机体缺水时，肾脏的肾小管对水的重吸收增加，导致尿量减少，尿液过度浓缩，也容易出现泡沫尿。（3）尿糖升高，当血液中的葡萄糖浓度过高时，过多的葡萄糖就会随着尿液排出，出现尿糖。这种尿液的特点是泡沫大并很快消失。（4）生理性蛋白尿。一些人在发热、激烈运动、高蛋白饮食等情况下也会出现泡沫尿，在去除上述诱因后，蛋白尿可消失。所以糖尿病病人即使出现了泡沫尿，也不一定是肾脏病的表现，可多观察几次，如果尿液还是异常，建议尽快到肾内科就诊。

12 我的血糖一直控制得很好，应该不会得糖尿病肾脏病吧？

不一定。首先我们要清楚一点，血糖不仅包括空腹血糖，还包括餐后血糖。许多人口中的"血糖一直控制得很好"，有可能只监测了空腹血糖，而忽略了餐后血糖，而恰恰许多病人餐后血糖会控制不佳。此外，就算控制好空腹及餐后血糖，也无法绝对避免发生糖尿病肾脏病。糖尿病肾脏病的发生情况较为复杂，涉及人体许多方面。因此糖尿病病人需积极配合医生控制血糖（包括空腹及餐后）、血压、血脂、血尿酸等，减少进展为糖尿病肾脏病的风险。

13 糖尿病确诊数年了，小便中一直没有泡沫，应该不会得糖尿病肾脏病吧？

不一定。早期糖尿病肾脏病的病人可能出现尿蛋白阴性。此外，还有一部分病人可能表现为不伴蛋白尿的肾功能下降，称为"尿蛋白阴性的糖尿病肾脏病"，且这种疾病的发生率不低。因此我们要注意定期复查肾功能等相关指标，尽早发现糖尿病肾脏病的可能。

14 出现了腰部酸胀不适，或者腰部疼痛，是不是糖尿病肾脏病的关系？

不一定。糖尿病病人出现腰部酸胀不适，往往不是由糖尿病肾脏病引起的。当出现明显的腰部酸胀，或者腰部疼痛时，首先需要排除合并腰椎间盘突出、腰肌劳损、骨质疏松等其他疾病。如果出现了急性腰痛的症状，同时合并有发热，还需要排除合并了急性肾盂肾炎的情况，因为糖尿病病人尿路感染的风险较正常人高。

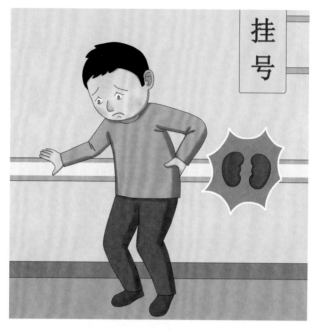

15 糖尿病合并视网膜病变的病人，多久复查一次尿液？

糖尿病病人出现视物模糊等眼底病变是因为糖尿病损伤了微血管。肾脏组织也是由许多微血管构成；出现眼底病变的病人，肾脏血管也会或多或少受到影响。这些病人更应该积极复查，早期建议一周至半个月复查一次尿常规及肾功能，待病情稳定后可延长至一个月一次。

16 糖尿病病人出现脚肿，吃利尿片后脚肿消退，就不用再治疗了吗？

不是的。糖尿病病人如果出现脚肿，很可能是并发了肾脏疾病，例如糖尿病肾脏病，当小便中出现泡沫、眼睑出现浮肿时更应该警惕。利尿片可以暂时消除体内多余的水分，但长期服用利尿片也会导致肾脏损伤，使肌酐上升。因此当糖尿病病人出现脚肿时，应及时到肾内科就诊，请肾内科专科医生进行评估。

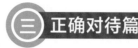
17 初得糖尿病的病人会不会有糖尿病肾脏病?

会。通常我们认为疾病的发生发展需要一个过程，可以是慢性长时间的发展也可以是急性短时间的发展。糖尿病的高血糖因素所导致的糖尿病肾脏病确实需要一个慢性长时间的发展过程，但 2 型糖尿病病人的发病时间难以确定，部分病人认为自己是新得了糖尿病，其实以前已有了多年的糖尿病伴随，只是平时未关注血糖情况。高血糖已年复一年地对肾脏造成了持久的损害，病人却往往并不知情，因此部分病人在初得糖尿病的同时便可能已伴随有糖尿病肾脏病。所以我们常推荐 2 型糖尿病病人在知道自己患上糖尿病的时间点以及 5 年以上的 1 型糖尿病病人进行糖尿病肾脏病的相关筛查。

18 为什么我们需要重视糖尿病肾脏病?

（1）患病多。国外相关研究显示，有接近一半的糖尿病病人会合并糖尿病肾脏病；我国相关研究也表明2型糖尿病病人中每5人就有1人得了糖尿病肾脏病，结合糖尿病病人人数，我国总计约有2430万的糖尿病肾脏病病人。（2）难发现。糖尿病肾脏病是一个"隐形的杀手"，早期我们可能不会感觉到其他的不舒服，吃得好也睡得香。早期部分病人仅仅是尿中泡沫较前增多，或稍感乏力、倦怠，随着疾病的进展，也可能只是血压升高，时有恶心脚肿，但其实肾脏功能已严重下降。（3）危害大。相关研究结果显示，糖尿病肾脏病是发生我们俗称的尿毒症的主要原因之一。随着糖尿病肾脏病的发生发展，病人将出现更多的心血管疾病，也将会面临更高的死亡风险。有糖尿病肾脏病的2型糖尿病病人的死亡率是没有糖尿病肾脏病的2型糖尿病病人的3倍以上。一项针对195个国家和地区的研究显示，2007—2017年，1型糖尿病和2型糖尿病病人的慢性肾脏病相关死亡风险分别增加了23.2%和40.5%。

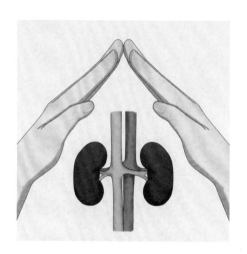

19　糖尿病肾脏病是不是绝症?

　　并不是。我们通常所说的绝症是指难以用现代医疗手段治愈并危及生命的疾病的总称。首先我们必须明确一点,并非所有的糖尿病肾脏病都一定会发展为尿毒症,在充分听从医生建议,接受降血糖、降血压、降血脂、保护肾功能等积极的干预治疗后,病人可长期维持稳定的肾功能,延缓疾病的进展。即使部分病人进展为尿毒症,我们也有血液透析、腹膜透析、肾移植等成熟的肾脏替代治疗方式,简而言之便是通过透析来替代原本已衰竭的肾脏功能,为病人消除疾病痛苦。医生也将致力于使病人获得基本等同于正常人的生活。

? 20 糖尿病肾脏病是吃降糖药、打胰岛素导致的吗?

并不是。首先我们需要明确一点,导致糖尿病肾脏病的最大"元凶"是高血糖,正是高血糖加速了糖尿病的进展。显而易见,降糖药和胰岛素是我们的身体所外聘的"保镖",可以帮助我们控制血糖。降糖药和胰岛素用得好可以阻止糖尿病的进展,但部分病人却是"想起来吃一口、打一针",那么不规律地使用"保镖"自然也会引起身体的不适,如时而高血糖,时而低血糖,因此有些病人将口干、手抖、心慌乃至糖尿病肾脏病的产生怪罪于使用降糖药与胰岛素是不全面的。总结来说,糖尿病肾脏病并不是因为我们使用药物产生的,而是我们不按时随访、不定期监测血糖、不良的生活习惯所导致的。因此,我们应放心大胆地听从专业医生的意见,正确科学地应用降糖药和胰岛素。

? 21 得了糖尿病肾脏病就是肾虚吗?

并不是。肾虚为中医概念,通常指肾脏精气亏损的一个大概念,与现代医学观念中的糖尿病肾脏病不可比较，即使在近代中医学的观念中，糖尿病肾脏病也是属于消渴病的范畴。随着疾病进展，糖尿病肾脏病对肾功能必然造成相应的损伤。对糖尿病病人而言，糖尿病肾脏病的"肾功能损害"其实更符合我们对"肾虚"的一般认识，所以得了糖尿病肾脏病并不是肾虚，而是我们的肾脏在糖尿病的作用下受到了损伤，即肾脏正常的生理功能遭受了破坏。

❓ 22 只要控制好血糖我的糖尿病肾脏病就会好吗？

高血糖并不是糖尿病对肾脏产生损害的唯一因素，高血压、高血脂、高尿酸等均会对糖尿病肾脏病的进展产生长远的影响，所以我们在应对糖尿病的过程中应关注自身血压、血脂、饮食、运动、药物等多个方面。同时，根据检查化验结果，糖尿病肾脏病分为不同的疾病阶段，若是早期的糖尿病肾脏病，通过早发现早治疗、改变饮食结构、控制血压、控制血糖和尿酸、调脂治疗等方式，部分病人的肾功能可以稳定下来，达到我们"生活治愈"的预期——如常人般无碍地生活。但是当糖尿病肾脏病已进展至中晚期，或者说糖尿病肾脏病的并发症很严重的话，我们只能通过对高血糖等一系列因素的控制来延缓病情，而无法逆转或者说无法完全治愈肾脏。特别是在疾病中期，我们可以通过多方面的治疗使得病情稳定下来，但要是进展至终末期及大后期，那么我们的治疗包括对高血糖的控制，这对于疾病损害的阻止或者说对肾功能的挽救作用便十分有限。

 23　有糖尿病肾脏病可以正常地进行社会活动吗？与正常人有区别吗？

有糖尿病肾脏病当然可以正常地进行社会活动，但我们需要注意的是，在日常生活中糖尿病肾脏病病人会长期与糖尿病相伴，所以需要长期口服药物或注射胰岛素来控制血糖，或服用降压药物来控制血压等。第一，我们应当遵医嘱规律地服用各类药物，不规范地使用降糖药物不仅达不到控制血糖的目的，而且会产生低血糖等副作用。第二，肥胖及超重的人群应适当控制碳水化合物及蛋白质的摄入，因此在日常就餐中不应暴饮暴食，也不应饱一餐饿一餐，应做到规律均衡饮食。第三，糖尿病肾脏病病人也应保持适量规律的运动，运动前应进行运动康复评估，排除合并不适宜运动的疾病后，进行健步走、打羽毛球、骑车等有氧运动均可延缓糖尿病肾脏病的进展。

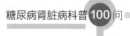 24 我有糖尿病肾脏病，我的孩子也会有吗？

不会。科学研究发现，糖尿病是由遗传因素及环境因素共同作用而产生的，这符合我们的大众认知，特别是当直系亲属患有糖尿病时，其子女患有糖尿病的风险便会增高。但糖尿病肾脏病是不会遗传的，作为糖尿病的严重并发症，它的产生与高血压、高血糖、炎症反应等因素息息相关，即使是直系亲属得了糖尿病，并且进展到了糖尿病肾脏病，也并不意味着其子女一定会得糖尿病肾脏病。

25 我有糖尿病肾脏病，能吃止痛药吗？

糖尿病肾脏病病人须根据肾功能情况谨慎使用止痛药，因为非甾体类药物是具有一定肾毒性的，如布洛芬、双氯芬酸、吲哚美辛等，长期服用此类药物会影响肾脏微循环，严重时会加重对肾功能的损害，因此糖尿病肾脏病病人如果出现了肾功能不全，不宜长期大量使用此类药物。如果肾功能正常，短期小剂量服用一般是安全的，但是仍须监测肾功能的变化。而一些阿片类的强效镇痛药物主要经过肝脏、肾脏代谢，因此在肾功能严重受损时也需要调整剂量。当然是否产生肾损害也存在个体差异，但是在肾功能不全的情况下，无论何种止痛药都不能长期应用，如果疼痛难忍应该尽快到医院治疗，千万不要盲目服用止痛药。

26 患糖尿病肾脏病没有不舒服，是不是不需要就诊，且越晚透析越好？

并不是。如前文所言，糖尿病肾脏病在损害肾脏时，病人可能并不会察觉，可能只是一次脚肿，可能只是一些泡沫尿，因此患糖尿病肾脏病没有不舒服不代表肾脏没有出现问题，泡沫尿、乏力倦怠、下肢凹陷性的水肿无不在发出一个个身体警报。透析是终末期糖尿病肾脏病的有效治疗手段，及时有效的透析对难以纠正的高血压、顽固性的水肿及心衰、贫血等并发症有着难以替代的治疗效果。同时，我们不能仅根据肾功能的水平决定是否进行透析，而应积极与肾内科医生沟通，积极随访，在专业医生的建议下适时开始透析治疗，这样才能使治疗收益最大化。

27 得了糖尿病肾脏病，会同时得其他相关的疾病吗？

糖尿病在发展过程中引起的其他疾病或症状称为糖尿病的并发症。糖尿病肾脏病本身就是糖尿病的一个并发症。其实糖尿病肾脏病的并发症包括糖尿病的并发症和肾脏病的并发症，其中主要有糖尿病视网膜病变、糖尿病足、高血压、水肿、尿毒症、酸中毒、高钾血症等，这一系列疾病都可能出现在得了糖尿病肾脏病以后。在糖尿病肾脏病早期，病人的肾脏功能还没有出现太大损伤，能够发挥日常功能，并发的高血压、水肿、高钾血症等可能表现得不明显，病人在日常生活中没有不舒服的感觉。但如果在早期不积极进行治疗，肾功能越来越差，那么出现的并发症可能会很严重，比如几种药物联合治疗都不能控制的高血压、全身水肿影响心功能和呼吸出现明显的憋喘、高钾血症影响心率甚至导致猝死。

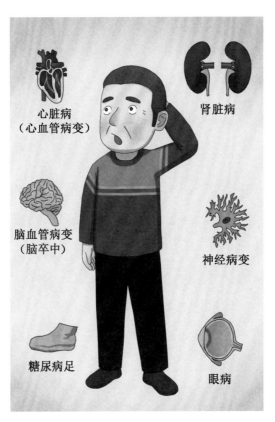

心脏病
（心血管病变）

肾脏病

脑血管病变
（脑卒中）

神经病变

糖尿病足

眼病

28 糖尿病的这些并发症能治好吗？

糖尿病和糖尿病肾脏病的并发症总体可以分成急性并发症和慢性并发症。急性并发症包括糖尿病酮症酸中毒、高渗高糖综合征、电解质紊乱、感染性疾病，这些疾病在及时发现和积极治疗后可以痊愈。但是慢性并发症对器官造成的损害，如视网膜病变、心血管疾病、周围神经的损伤，都是不可逆的，只能在并发症出现以后采取手段使其不进一步恶化，避免造成更大的损害[6]。

29　得了糖尿病肾脏病，为什么医生让我警惕心血管疾病？

糖尿病肾脏病病人容易发生血管病变，如动脉粥样硬化及微血管病变。动脉粥样硬化主要侵犯主动脉、冠状动脉、脑动脉、肾动脉和肢体外周动脉等，引起冠心病、脑卒中、肾动脉硬化、肢体动脉硬化等；微血管病变主要表现在眼、肾、神经和心脏。糖尿病肾脏病病人由于蛋白尿或肾功能下降，更容易发生水肿、高血压、营养不良、电解质紊乱、脂代谢紊乱、肾性贫血及慢性肾脏病–矿物质与骨异常（CKD-MBD）等，进一步加重血管病变及心脏负担，更易导致心力衰竭、心律失常、心源性休克和猝死。

30　这么危险的心脑血管并发症，我该如何预防？

首先，我们提倡健康的生活方式，建议戒烟、戒酒、限盐，食盐的摄入不超过 6 g/天。结合自身情况进行体育锻炼，超重及肥胖病人适当减重，将身体质量指数（BMI）维持在 18.5 ～ 23 kg/m^2。其次，定期监测血压、血脂、血糖，血压控制在 130/80 mmHg 以下，老年病人可适当放宽，控制在 150/90 mmHg 以下。低密度脂蛋白应在 2.6 mmol/L 以下，糖尿病肾脏病病人即使低密度脂蛋白已达标，也应给予他汀治疗。糖化血红蛋白控制目标是 7% 以下。最后，对肥胖病人应进行睡眠呼吸障碍的筛查，重度睡眠呼吸障碍者应接受持续气道正压通气治疗，通过治疗睡眠呼吸障碍可降低脑卒中风险。针对有心脑血管风险的糖尿病肾脏病病人，可根据其风险程度及病人个体情况应用抗血小板治疗[7]。

31 得了糖尿病肾脏病，为什么血肌酐总是突然升高？

糖尿病肾脏病病人由于肾脏代偿功能下降，感染、脱水、肾灌注不足、肾毒性药物等各种因素易导致急性肾损伤。而糖尿病病人全身靶器官不同程度地受累，易并发感染等，也可引起急性间质性肾炎。同时，并发糖尿病酮症酸中毒、心力衰竭、高血压、低血压等亦是糖尿病肾脏病病人急性肾损伤的诱发因素。糖尿病肾脏病病人常合并肾动脉病变，甚至肾动脉狭窄，在使用血管紧张素转换酶抑制剂或血管紧张素Ⅱ受体拮抗剂时，也易诱发急性肾损伤，从而导致血肌酐突然升高。

32 患糖尿病多年后，排尿越来越困难了，这是糖尿病引起的吗？

糖尿病神经源性膀胱是糖尿病常见的并发症之一，在排除脑和脊髓病变、膀胱肿瘤、前列腺增生的情况下，结合有糖尿病病史及血糖控制不良、尿失禁、排尿困难、尿潴留等症状，或合并有糖尿病其他慢性并发症，通过B超残余尿测定、尿动力检查等，即可诊断。处理原则：（1）控制血糖，应用胰岛素或者口服降糖药物，把血糖控制在目标范围内；（2）训练逼尿肌功能，养成按时饮水及排尿的习惯；（3）药物治疗，包括胆碱能制剂、营养神经药物等；（4）局部的理疗，包括膀胱的按摩以及盆底的康复训练等；（5）手术治疗，膀胱造瘘、尿道吊带术等。

? 33 最近看东西越来越模糊了，这也是糖尿病引起的吗？

糖尿病肾脏病和糖尿病视网膜病变都是糖尿病微血管并发症，发病率高、危害大。糖尿病视网膜病变是成人致盲的首要原因，两者发病具有一定的平行性，糖尿病肾脏病病人发生糖尿病视网膜病变相对更加常见。因此，糖尿病肾脏病病人要密切监测眼底情况，定期到眼科检查眼底。在治疗方面，早期以控制血压、血糖为主，良好的血压和血糖控制可以延缓糖尿病视网膜病变的进展。根据糖尿病视网膜病变发展的不同阶段，酌情应用各种激光疗法可以防止视力进一步下降。激光凝固法对于治疗视网膜剥离和清除视网膜异常血管或眼内肿物有较好的疗效。抗血管内皮生长因子和糖皮质激素药物眼内干预治疗是治疗糖尿病视网膜病变的新方法。

? 34 白天打瞌睡、晚上打呼噜，居然也和糖尿病肾脏病有关？

糖尿病肾脏病病人如果出现白天打瞌睡、晚上打呼噜的情况，很可能是合并了睡眠呼吸暂停综合征。

长期睡眠呼吸暂停使得机体长期处于缺氧状态，促使高血压发生、蛋白尿排出，加重糖尿病肾脏病病情，导致肾功能恶化。同时大多数睡眠呼吸暂停综合征病人合并肥胖，肥胖也是加重糖尿病肾脏病的重要影响因素。所以糖尿病肾脏病病人要常规筛查是否存在睡眠呼吸暂停综合征，并依据睡眠呼吸暂停的严重程度进行干预治疗，纠正间歇性缺氧状态，从而延缓糖尿病肾脏病的发生和发展。具体的措施有：减重、戒烟、戒酒、侧卧睡眠、适当抬高床头、避免劳累、予以持续气道正压治疗，必要时手术。

❓ 35 得了糖尿病肾脏病要怎么治疗？

　　糖尿病肾脏病的防治强调一个"早"字，具体来说，就是早筛查、早诊断、早治疗。如果已经诊断出糖尿病肾脏病，不要"病急乱投医"，要进行综合管理治疗。这不仅包括饮食、生活方式等的管理，也包括高危因素如高血压、高血糖、高血脂的管理与治疗。一般的治疗包括营养治疗、改善生活方式、控制体重等。高血压的病人一般要将血压控制在130/80 mmHg以下，舒张压不低于70 mmHg，具体需要根据每个病人的不同病情个性化制定血压目标，用药则要选择可使肾脏获益的降压药物。对于血糖的控制，建议大部分病人的糖化血红蛋白控制在7%以下，年纪较轻、并发症少、处于糖尿病肾脏病早期的病人建议控制在6.5%以下，而对于年纪较大、合并症多的病人要适当放宽要求，糖化血红蛋白控制在8%以下，尽量选用具有可使肾脏获益证据的降糖药物。对于血脂的控制目标，也要分情况，没有心血管疾病的病人，低密度脂蛋白胆固醇（一种血脂的主要指标）控制在 2.6 mmol/L 以下；有心血管疾病的病人，低密度脂蛋白胆固醇要控制在 1.8 mmol/L 以下。此外，还有一些用于延缓蛋白尿进展的治疗，比如改善微循环、改善微炎症等的治疗。中医药也是治疗糖尿病肾脏病的一种有效补充手段。很重要的一点是，我们要避免使用会引起肾脏损伤的药物。总的来说，做好自我管理，重视高危因素，遵循专业医生的用药指导，规律监测，是糖尿病肾脏病的治疗原则。

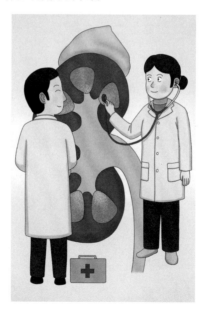

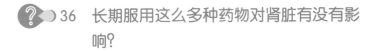

36 长期服用这么多种药物对肾脏有没有影响？

这个问题也许困扰着很多病人，他们认为长期吃西药副作用大，会对肝肾有影响，因而盲目停药。其实，有"是药三分毒"这样的想法很正常，因为无论是西药还是中药，都会存在副作用。但是医生在给病人使用药物的时候，都会提前考虑这些问题，会根据病人的实际情况选择最合适的药物。目前我们在使用的药物都是久经临床验证的，一些说明书上写到的副作用发生概率是非常低的。而且，这些药物的使用本身就是为了控制疾病，避免一些并发症。所以，只要按照规定的用法用量正确服用药物，听从医嘱，定期监测，完全可以放心地长期使用这些药物。

37 因为糖尿病肾脏病肾功能不好了，我的药要怎么调整呢？

很多病人知道万一肾功能不好了，有的药物就不能再用了，这样的警惕意识是很有必要的。那么如果肾功能不好了，当前在用的药物是不是都要换掉呢？这需要视情况而定。我们在用的降糖药物有很多种类，常见的有二甲双胍、阿卡波糖、利格列汀等。二甲双胍和阿卡波糖在肾功能下降到一定程度的时候是禁止使用的，但是在早期轻度肾功能不好的时候，还是可以继续使用的，只是需要密切监测。而利格列汀的使用不受肾功能的影响，即便是肾功能很不好甚至在透析的情况下也是可以使用的。所以，当病人出现肾功能不好的时候，应及时向医生进行咨询，这样依然可以很好地控制血糖和病情。

 38　糖尿病肾脏病降尿蛋白的药物有哪些?

蛋白尿是糖尿病肾脏病的早期及常见表现，也是导致疾病进展的危险因素，有些病人还表现为大量蛋白尿，这使得病人产生很大的焦虑。目前有多种控制蛋白尿的药物可供选择。比如常用的降压药血管紧张素转换酶抑制剂（ACEI）和血管紧张素受体阻滞剂（ARB），也就是××普利、××沙坦类的药物，除了降压之外，就有降尿蛋白的作用。有些病人尽管没有高血压，也在使用这些药物，主要的目的就是降尿蛋白。还有钠-葡萄糖协同转运蛋白2抑制剂（SGLT2-i），如达格列净、恩格列净等，除了降糖以外，还有额外的降尿蛋白、保护肾脏的作用。此外，新型盐皮质激素受体拮抗剂也可以用来降尿蛋白。一些中药也有降尿蛋白的作用，如黄葵、雷公藤多甙等，可以在医生的指导下使用。

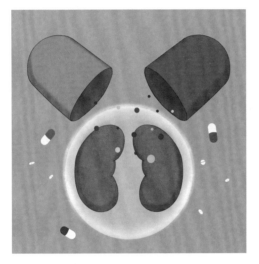

39 患糖尿病肾脏病多年，总是水肿，怎么办？

糖尿病肾脏病发展到Ⅳ期后容易导致水肿，这是因为糖尿病肾脏病Ⅳ期的病人存在大量蛋白尿、血中蛋白低、水钠潴留等情况。这个阶段的病人总是被水肿所困扰。那么怎样才能减轻水肿呢？首先，要限制水和盐的摄入，比如每天摄入的食盐要控制在 3 g 左右，喝水及其他液体要控制量，一般是比前一天尿量多 500 mL。其次，合理使用利尿药，如果水肿比较明显，影响活动，甚至导致胸闷等不适，一定要用药物干预。但利尿药也分好几种，一定要在医生的指导下使用。还有一些情况下需要使用白蛋白，也需要遵医嘱使用。最后，如果利尿效果均不理想，就要依靠透析了。

40 患糖尿病肾脏病多年，血白蛋白一直低，怎么办？

在糖尿病肾脏病病人出现大量蛋白尿的阶段，血白蛋白往往就会下降。除了一些基础的降压、降糖、降尿蛋白治疗以外，营养的支持也非常重要。在优质低蛋白饮食的基础上加用复方 α 酮酸这类药物，在一定程度上可以改善低白蛋白的情况，而且不会额外加重肾脏负担。还可以加用一些针对肾脏病的营养制剂，保证每日热量的供给，避免额外的蛋白消耗。血白蛋白低，存在高凝风险时需要进行抗凝治疗。此外，一些中药制剂对治疗低白蛋白也有一定帮助。

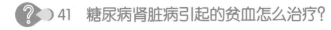

41 糖尿病肾脏病引起的贫血怎么治疗？

糖尿病肾脏病发展到一定程度就会出现肾性贫血，目前有如下纠正肾性贫血的药物。（1）铁剂。这是用来补充铁的，糖尿病肾脏病病人往往存在铁缺乏的情况，我们可以通过测定血中的铁蛋白、转铁蛋白饱和度等指标来判断机体是否缺铁。如果存在铁缺乏的情况，就要使用铁剂治疗。目前使用的铁剂有口服的和静脉用的，使用哪种要根据病情及医生的指导来决定。（2）外源性促红细胞生成素。发生肾性贫血很重要的原因之一是肾脏分泌促红细胞生成素不足，所以补充外源性的促红细胞生成素可以改善肾性贫血。目前市面上有各种不同剂量的外源性促红细胞生成素，用多少剂量和怎么用都需要遵医嘱。（3）口服的治贫血药物——罗沙司他，即低氧诱导因子脯氨酰羟化酶抑制剂。这种药物主要是通过促进内源性促红细胞生成素生成来纠正贫血的，它的优点是口服、便捷，是近几年新研发的纠正肾性贫血的药物，是使用外源性促红细胞生成素治疗效果不佳、不愿意使用针剂的病人的新选择。目前有多种低氧诱导因子脯氨酰羟化酶抑制剂正在临床试验中。未来，治疗肾性贫血的药物会更加丰富。（4）输血。如果贫血比较严重，血红蛋白低于 60 g/L，或需要有创检查、手术等紧急情况时则需要进行输血治疗。

42 糖尿病肾脏病晚期，有哪些治疗方法？

糖尿病肾脏病到了晚期，就是我们说的终末期糖尿病肾脏病，就需要进行肾脏替代治疗了。主要的肾脏替代治疗方式有：血液透析、腹膜透析、肾移植。血液透析与腹膜透析的一个不同之处在于血液透析需要一周 3 次在固定时间到医院进行，而腹膜透析通过培训可以在家进行，病人可以根据自己的需求选择透析方式。糖尿病肾脏病晚期也可以进行肾移植，如果有条件可以行胰–肾联合移植。所以，即使是到了糖尿病肾脏病晚期，我们依然有多种手段可以进行治疗。

43 糖尿病肾脏病什么时候需要进行透析治疗？

我们要定期对肾功能进行评估，一般当估算的肾小球滤过率（eGFR）< 15 mL/（min·1.73 m^2）时，要尽早做透析前准备。如果决定做血液透析，要提前准

备好血管通路。如果出现明显的尿毒症症状，应该开始透析治疗。这些明显的尿毒症症状包括不能缓解的乏力、恶心、呕吐、瘙痒等，用药物不易纠正的高钾血症、酸中毒，单纯用药不能控制的水肿、高血压，尤其是有胸闷气急等心衰的表现。具体需要由医生根据具体临床情况判定。目前提倡医生、病人、病人家属一起根据病人的自身情况、家庭情况、社会支持能力共同探讨决策透析的时机和方式[8]。

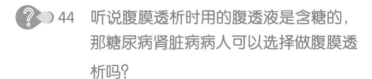 44 听说腹膜透析时用的腹透液是含糖的，那糖尿病肾脏病病人可以选择做腹膜透析吗？

腹膜透析对残余肾功能的保护在一定程度上是优于血液透析的，所以腹膜透析对于糖尿病肾脏病病人是一种可行的透析方式。的确，目前市面上常用的腹透液是含葡萄糖的，所以糖尿病肾脏病病人对这种透析液会存在顾虑。但是现在已经有新型的腹透液如艾考糊精腹透液，这种腹透液不含葡萄糖，非常适合糖尿病肾脏病病人使用。而含葡萄糖的腹透液，一般我们在严格控制血糖的情况下，也是可以很好地使用的。

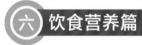45 得了糖尿病肾脏病，日常饮食有哪些注意要点？

（1）热量摄入：推荐每天每千克标准体重摄入30～35 kcal热量。但是肥胖的2型糖尿病病人须适当控制热量摄入，直至达到标准体重。（2）蛋白质摄入：从出现显性蛋白尿起即应减少饮食蛋白，推荐蛋白质摄入量为每天0.8 g/kg；如果出现肾功能受损，推荐蛋白质摄入量为每天0.6 g/kg，并可适当补充复方α酮酸。除蛋白质的"量"之外，蛋白质的"质"也很重要，应使动物性优质蛋白占蛋白质总量的30%～50%。（3）其他营养素：国际上推荐每天饮食钠摄入2000 mg，即5～6 g盐；一般的饮食中即使不加含钠的调味品，所含的盐大约也有3 g，就是说每天饮食中只需加入3 g的含钠调味品就可以了；除盐外，需要控制味精、咸菜、酱油、酱等含钠高的食物摄入。另外，需注意补充各种维生素及叶酸。当出现高磷血症时，磷摄入量应限制在每天800 mg以下；

病人出现尿量减少，每天低于 1000 mL 时，应适当限制饮水以及食物中的水分摄入。

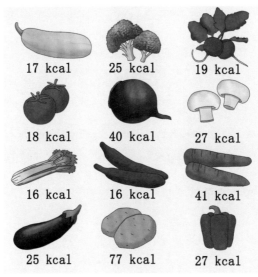

17 kcal   25 kcal   19 kcal

18 kcal   40 kcal   27 kcal

16 kcal   16 kcal   41 kcal

25 kcal   77 kcal   27 kcal

注：图中数值为每 100 克食物所含热量。

46 得了糖尿病肾脏病，饮食营养治疗有用吗？

糖尿病肾脏病病人常由多种因素导致营养不良，其营养不良发生率高达 50% 以上；营养不良会导致机体免疫功能减退、感染风险增加等。饮食营养治疗是糖尿病肾脏病治疗中非常重要的一个环节。糖尿病肾脏病的营养治疗需要个体化，根据病人的血糖水平、蛋白尿程度、肾脏受损状况以及血脂、血压等代谢状况制订个体化营养方案。总原则包括合理的热量摄入，包括蛋白质的摄入，脂肪、维生素的摄入及微量元素的摄入。合理的营养治疗可以减轻糖尿病肾脏病病人体内含氮代谢产物的潴留聚集，减轻尿毒症症状，补充机体所缺的必需氨基酸而改善蛋白质代谢，减少胰岛抵抗而改善糖代谢，改善高脂血症；能够减少蛋白尿排泄，延缓肾功能不全的发展，推迟开始透析的时间，提高透析后生存率。

47 得了糖尿病肾脏病就不能吃盐吗？

无论什么样的肾脏病，戒盐都是错误的。糖尿病肾脏病病人需要限盐，但限盐不等于戒盐。

食盐的成分主要是氯化钠，是人体必不可少的营养物质。人体如果不能摄入一定量的盐分，就会出现乏力、倦怠等多种症状。长期不吃盐会导致低钠血症、低氯血症等电解质紊乱疾病，还会损害神经系统，甚至危及生命，尤其是老年病人，千万不能盲目戒盐。控盐有限度，过犹不及。糖尿病肾脏病病人可以食用食盐，但是要限量。

48 糖尿病肾脏病病人为什么不能多吃盐？每天吃多少盐合适？

过多地摄入盐会导致体内的水钠潴留，进而升高血压、产生水肿、诱发心衰、加重蛋白尿等，因此会进一步加速肾脏病的进展。所以，医生一般会反复提醒糖尿病肾脏病病人注意限盐。尤其是当病人有水肿或高血压控制不佳或尿量减少时，应该考虑严格减少食盐的摄入，同时也不主张吃过咸的食物，如咸鱼、腌肉、咸菜等，以免加重水钠潴留。世界卫生组织建议正常成人每天盐的摄入量是 6 g 左右，糖尿病肾脏病病人每日盐的摄入量应该低于这个标准，即为低盐。对于水肿不明显、血压不高的肾脏病病人，每日盐的摄入可以控制在 4～5 g；对于水肿明显、高血压、尿少的病人，每日盐的摄入应该更加严格地控制在 3 g 左右。需要特别注意日常生活中的"隐形食盐"，如浓肉汁、调味汁、方便面的汤料及各种腌制品、熏干食品、咸菜、酱菜等。

49 糖尿病肾脏病病人如何选择主食？

糖尿病肾脏病病人的饮食控制首先要做到总热量

的控制，在糖尿病肾脏病早期，每日热量摄入计算与普通糖尿病病人相同。在低蛋白饮食时，热量供给必须充足，以维持正常生理需要，因为热量不足将动用机体自身的蛋白质，使血肌酐、尿素氮升高，加重病情。糖尿病病人一般以山药、芋头等淀粉含量高的食物作为主食；可适当多吃粉丝、粉皮等，也可用小麦淀粉蒸制馒头、包子等，既可补充热量，又不含蛋白质，不会加重肾脏负担。麦淀粉可以做成蒸饺、面片、煎饼、面条、蛋糕等，也可增加藕粉、团粉、山药、芋艿、红枣等来提供糖类，保证充足的热量。现在还有低蛋白大米，可供糖尿病肾脏病病人选择。

50 得了糖尿病肾脏病，如何做到吃主食不升血糖？

碳水化合物是人体血糖的直接来源，对餐后血糖水平有决定性影响。糖尿病病人要控制好血糖，就需要估算每顿饭吃的主食的量，不能敞开了吃。想要吃主食又不明显升糖，可以从以下几点做起。（1）快速估算一顿饭的全部主食分量，糖尿病病人每餐吃的主食量相当于自己拳头的大小。（2）进餐时控制速度，细嚼慢咽。调整进餐顺序，养成先吃蔬菜、最后吃主食的习惯。（3）巧换升糖慢的主食：升糖慢，即低血糖生成指数的主食，包括燕麦、大麦、谷麦、粗黑麦、玉米等杂粮。另外，用蒸制的土豆、芋头、山药等替换同等量的米饭、馒头，升糖速度也会减慢。（4）搭配膳食纤维多的绿叶蔬菜：在摄入等量的碳水化合物时应保证蔬菜摄入量，每顿饭蔬菜的量相当于双手所能容纳的量，每日蔬菜摄入量 500 g 左右，绿叶蔬菜最好占一半以上。蔬菜富含膳食纤维，热量很低，几乎不含碳水化合物，膳食纤维能干扰血糖上升，是糖尿病病人的控糖利器。

❓ 51 大家都在喝的蛋白粉，我是不是也应该喝一点？

蛋白粉的主要成分是乳清蛋白、酪蛋白、大豆蛋白等植物蛋白。糖尿病肾脏病病人要限制蛋白质的摄入，尤其要限制植物蛋白的摄入。因为蛋白粉中的植物蛋白含量比较高，所以糖尿病肾脏病病人要限制蛋白粉的摄入，避免加重肾脏负担。蛋白质虽然是人体所需最重要的营养素，但是与其他营养素不同，蛋白质分子中含有氮元素，氮元素在体内无法彻底代谢为一氧化氮或二氧化氮等简单产物，而是代谢为肌酐、尿素等含氮废物。这些代谢废物主要依赖肾脏排泄。为减轻肾脏的排泄负担，肾功能不全时应减少蛋白质摄入。如果摄入蛋白质过多，可使肾小球滤过率提高，加速肾小球硬化，反而加重了肾脏的负担，促使病情恶化。

 52 医生开的复方 α 酮酸片对我有帮助吗，服用时需要注意些什么？

限制饮食中蛋白的摄入量是延缓肾脏病进展的重要环节，但单纯的低蛋白饮食容易导致营养不良，营养不良同样会加速肾脏病的进展，在采用低蛋白饮食方案的同时补充复方 α 酮酸片弥补了单纯低蛋白治疗的局限性，能够发挥延缓肾脏损伤进展与防止营养不良的双重功效。α 酮酸是氨基酸的前体，在体内经转氨基酸作用转化为相应的氨基酸，为蛋白合成提供原料。复方 α 酮酸可以理解为"去掉氨基的氨基酸"，它被人体吸收后，能够与含氮的废物结合，转化为人体所需的 8 种必需氨基酸，以及当肾脏损伤时病人自身不能合成的组氨酸和络氨酸，达到"变废为宝"的目的。复方 α 酮酸片须在用餐期间整片吞服，使其充分吸收并转化为相应的氨基酸。由于复方 α 酮酸片含钙，服用期间应定期监测血钙水平。

53 医生反复强调的"优质低蛋白饮食"，对我的糖尿病肾脏病有用吗？

糖尿病肾脏病病人普遍存在肾小球内高压、高灌注及高滤过这"三高"状态，促使肾小球硬化。选用优质的蛋白质，可以提高蛋白质的生物利用度，达到"少而精"的效果；低蛋白饮食通过限制蛋白质摄入，改善肾小球的"三高"状态，减轻肾小球硬化，延缓病情进展。同时低蛋白饮食可减少体内代谢废物的生成，减轻胰岛素抵抗，改善糖代谢和脂代谢，减轻代谢性酸中毒。对于严重肾功能不全的病人，低蛋白饮食还可以改善钙磷代谢及继发性甲状旁腺亢进，可减轻尿毒症症状，延迟进行透析的时间。所以，优质低蛋白饮食对于糖尿病肾脏病病人来说是非常重要且有用的。

54 我长期坚持低蛋白饮食，会不会出现营养不良？

低蛋白饮食并不意味着无蛋白饮食，根据自身情况摄入合适的蛋白量是关键，每日基本的蛋白质摄入量仍需要保证，微量蛋白尿者蛋白质摄入应控制在每日 0.8 ~ 1.0 g/kg，显性蛋白尿者及肾功能损害者应控制在每日 0.6 ~ 0.8 g/kg，不超过总热量的 15%。在限制蛋白质摄入量的同时，保证总热量的摄入，其中糖类摄入量应占总热量的 50% ~ 60%，脂肪摄入量应占总热量的 20% ~ 30%，密切监测各种营养指标，如总蛋白、白蛋白、维生素与矿物质等；可加用复方 α 酮酸制剂，能为肾功能不全的病人提供多种氨基酸，延缓糖尿病肾脏病进展，避免营养不良的发生。

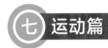

55 糖尿病肾脏病病人是不是只能"躺平"，要避免运动？

人们总觉得"病来如山倒"，生病了就应该躺着休息，尽量减少活动以促进身体恢复。殊不知长期不活动也会导致肌肉酸痛、乏力、头昏脑胀等不适，严重时甚至导致肌肉萎缩、无法正常活动，使病人感觉脱离社会，生活幸福感也会持续降低。因此，我们鼓励病人运动，因为运动不仅可以增强心肺耐力，对于合并有高血压、高血脂、糖尿病、高尿酸等代谢疾病的病人而言，适当的运动还可以改善糖脂代谢。而对于正在进行血液透析治疗的尿毒症病人，适度的运动还可以促进血液循环，增强毒素排出的效率。可以说，合理适度的运动是有许多好处的。

56 糖尿病肾脏病病人可以做哪些运动？

俗话说："生命在于运动。"但运动的方式各有不同，所需的运动器械和场地也不尽相同，我们可以根据自身条件因地制宜地开展运动，比如常见的有氧运动：体操、步行、快走、游泳；抗阻运动：扔沙袋、弹力带、抬举哑铃、仰卧起坐、俯卧撑、骑脚踏车、深蹲运动；灵活性运动：太极拳、瑜伽、八段锦、广场舞。但不管选择哪种运动方式，一定要量力而行，如果运动基础较弱，那也可以从最简单的步行运动开始，循序渐进地根据身体情况尝试其他运动方式。

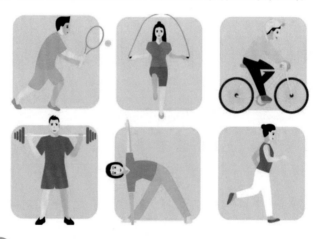

57 糖尿病肾脏病病人运动时有哪些注意事项？

合理恰当的运动固然是有所裨益的，但不合适的运动也有可能危害生命健康。如有以下情况病人务必小心：运动时血糖过高（＞13.9 mmol/L），大汗淋漓，病人很容易出现脱水休克，甚至危及生命；当然也要警惕血糖过低（< 5.55 mmol/L），这时如果运动会大量消耗体能，进而造成低血糖，甚至昏迷，所以糖尿病肾脏病病人进行运动时要注意监测血糖，同时备好点心或糖果，在运动中途歇一歇、补充能量。如果运动时出现了下肢不对称性水肿、发红甚至疼痛时要暂缓或停止运动，及时到医院就诊，明确有无深静脉血栓；如果存在身体皮肤缺损、溃疡，则不适合做暴汗的运动或者类似游泳的运动，这类运动会加重伤情；还有些病人合并有高血压等心血管疾病，如果运动时出现头晕或严重头痛，也应该暂缓或停止运动，以免过高的血压导致脑出血、脑梗死。此外，服用了降压药也不是万无一失，有些病人服用了特拉唑嗪、多沙唑嗪、可乐定等降压药物，运动后可能发生低血压，所以运动时应延长放松时间，变换运动姿势时、蹲下站起时动作应缓慢，防止血压像"过山车"一样忽高忽低。

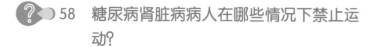

58 糖尿病肾脏病病人在哪些情况下禁止运动?

虽说"生命在于运动",但不合时宜的运动也是不可取的。比如病人有严重的高血压,且经过降压药物治疗血压仍然很高（血压＞180/110 mmHg）,这时候运动只会雪上加霜,导致血管内压力骤然升高,严重时甚至发生脑出血;再比如夜间睡觉胸闷气促显著,半夜憋醒,无法平卧,这时候运动只会徒增心脏的负担;还有本身患有心绞痛的病人,如果心绞痛发作次数越来越多,持续时间越来越长,这时候运动也会增加心脏负担,导致心肌梗死;另外,对于有高钾血症的病人,如果没有控制好血钾就贸然进行运动,可能会发生严重的致死性的心律失常。

59 我平时运动量很少,要怎样开始运动才安全?

做任何事情都是循序渐进的,运动也是一样。我们可以根据平时自身活动情况慢慢地开展运动,比如平日里基本不运动的病人可以尝试每日行走3000～3500步,每周3～5次;偶尔运动的病人,可以每日行走 3000～4000 步，每周 3～5 次；每天有少量运动的病人，可以每日行走 5400～7900 步，每周 3～5 次。总之，根据自身身体的适应能力，逐步加大运动强度，延长持续时间。

❓ 60　糖尿病肾脏病病人运动时怎么衡量运动强度？

有些人喜欢暴汗如雨的高强度运动，有些人喜欢轻松舒展、微微出汗的运动，那怎样来客观评价运动强度呢？我们可以将运动时的心率作为判断运动强度的指标，以运动时不超过最大心率［最大心率（次/分）=170–年龄（岁）］为宜。比如年龄 50 岁的病人，我们建议运动时心率不宜超过 170–50=120 次/分。为了安全起见，我们也把主观感觉作为心率衡量标准的补充，即病人运动过程中呼吸频率和深度有所增加，可以进行对话交流，轻微出汗，感觉稍累，但又没有达到精疲力竭的状态。

❓ 61　糖尿病肾脏病病人的运动处方如何制定？

经过了前述的行走锻炼，可能有些病人想要进行更规律、合理、多样化的运动以增加生活的趣味。我们可以尝试进行每周 2 次，每次持续时间 20 ～ 60 分钟的有氧运动，并逐步增加到每周 3 ～ 5 次；抗阻力训练在起始阶段可以每周 2 次，每组动作 10 ～ 15 个，做 2 组，之后逐渐增加至 3 ～ 5 组；灵活性训练建议每周 5 次，在起始阶段可以保持某个运动姿势 10 ～ 30 秒，逐渐增加时间至 30 ～ 60 秒，训练时间为 10 ～ 20 分钟。

62 不同年龄的糖尿病肾脏病病人，运动类型和强度是一样的吗？

不一样。糖尿病病人运动要量力而行，对于年轻病人，可以适当进行强度大的运动，但是对于老年病人，适当散步或者做轻体力活动就可以满足日常的活动量了。推荐糖尿病病人按照 1—3—5—7 的模式运动，即每天至少保证 1 次运动，每次 30 分钟，每周坚持 5 天，7 指的是运动以后最大心率是 170– 年龄（岁）。对于老年病人而言，适当散步、打拳即可；对于年轻病人而言，在病情比较平稳的情况下，可以适当增加体力消耗更大或者重负荷的运动，如跑步、骑车等。

63　大家都在减肥，我的体重是不是越轻越好？

无论是否患有糖尿病肾脏病，理想体重有一个非常简单的算法，就是理想体重=［身高（cm）–105］kg，但这并不是一个绝对数值，我们的体重上下浮动在 10% 以内都是正常的。此外我们还会计算身体质量指数，也是我们常听到的BMI，即BMI=体重（kg）/身高（m²）。正常的BMI波动范围是 18.5 ～ 23.9 kg/m²，BMI处于 24 ～ 27.9 kg/m² 属于超重，超过 28 属于肥胖。糖尿病肾脏病病人应尽量把体重控持在理想范围内，过轻或过重都是不利于健康的。

64　糖尿病病人在生活中如何避免肾损害？

糖尿病近几年的发病率越来越高。大约有 30% 的糖尿病病人会罹患糖尿病肾脏病。如果病情得不到有效控制，可发展成肾衰竭。因此糖尿病病人应做好相应的预防工作，防止肾脏受到损伤。合理搭配饮食、严格控制血糖、适当运动、戒烟戒酒等都能使我们的肾脏获益。应定期到医院进行尿常规检测，明确是否存在蛋白尿。如果发现有微量蛋白尿，须及时进行干预，可有效延缓糖尿病肾脏病的发生和发展。

65 得了糖尿病肾脏病，我还能怀孕生育吗?

可以。在对病情进行充分评估和控制的前提下，符合条件的糖尿病肾脏病女性病人是可以正常怀孕妊娠的。而对于糖尿病肾脏病伴严重肾功能不全的病人（血肌酐＞265 μmol/L或肌酐清除率＜50 mL/min）而言，妊娠可能造成永久性肾损害，并且肾功能不全对胎儿发育也有不良影响，因此这类病人应尽量避免妊娠。肾功能正常和轻度异常的糖尿病肾脏病病人在计划妊娠前，需要做好以下几点。（1）对肾功能作一个整体的评估，孕前确定尿白蛋白和肾小球滤过率的水平。（2）严格控制血糖，加强血糖监测，将空腹血糖控制在3.9～6.1 mmol/L，餐后血糖控制在5.0～7.8 mmol/L。（3）严格控制血压，加强血压监测，将血压控制在130/80 mmHg以下，至少停用血管紧张素转换酶抑制剂或血管紧张素受体拮抗剂半年以上，将降压药替换为甲基多巴或钙通道阻滞剂。（4）开始口服叶酸。（5）停用口服降糖药物，改用胰岛素控制血糖。（6）停用他汀类降脂药物。

66 得了糖尿病肾脏病，平时吃东西要注意些什么？

（1）不要吃含糖量高的食物。糖尿病肾脏病之所以会形成，和血糖控制不佳有着密切的关系，所以在饮食上要注意避免吃糖分含量比较高的食物，比如甘蔗、西瓜等含糖量都比较高，应尽量少吃或不吃。（2）不要吃含盐量高的食物。糖尿病肾脏病病人如果摄入过多含盐量高的食物，会加重肾脏负担，可能会导致病情加重，所以应注意吃低盐的食物。（3）多摄入富含维生素的食物。糖尿病肾脏病病人平时可以多吃一些富含维生素和纤维素的食物，尤其是含有维生素B、维生素C、锌、钙、铁等的食物，对于肾脏有保护作用，能够延缓血糖和血脂升高，如新鲜的蔬菜就非常适合糖尿病肾脏病病人食用。（4）多吃粗粮。科学研究发现，粗粮具有延缓血糖升高的作用，莜麦面、荞麦面、燕麦片、玉米面中含有的微量元素和膳食纤维比较多，较适合糖尿病肾脏病病人食用。除此之外，糖尿病肾脏病病人在日常生活当中还要注意不能吃过于辛辣、油腻、胆固醇含量高的食物，而应以清淡饮食为主并适当控制水的摄入量。饮食方面做好了，再加上合理规范地服用药物进行治疗，才能让病情更平稳。

67 听说素食好处多多，我是不是也必须要吃素食？

并不是。素食对糖尿病病人的好处是可以减少脂肪的摄入，尤其是 2 型糖尿病，通常与体内脂肪含量过多有很大关系。脂肪含量过多会导致人体脂肪因子分泌增多的情况，进而使人体出现胰岛素抵抗，加重病情。进行素食可以减少脂肪摄入，对于控制血糖有一定好处。然而植物蛋白中非必需氨基酸含量高，生物利用度低，过量摄入会增加肾脏负担；简单地吃素食会加速肾病并发症的发生，建议糖尿病病人在平时的饮食中注意均衡营养，控制好蛋白质和脂肪的摄入比例。通常总热量的 50% ～ 60% 可以由碳水化合物

来提供，15% ～ 20% 由蛋白质来提供，20% ～ 30%
建议由脂肪来提供。

？● 68　得了糖尿病肾脏病，我还能抽烟喝酒吗?

不能。糖尿病病人不建议抽烟、喝酒。烟草里含
有焦油、尼古丁等，这类物质会收缩血管，有可能加
重糖尿病的微血管病变。另外，抽烟往往会让人兴
奋，从而导致血糖升高；而喝酒的时候往往是大鱼大
肉，食物摄入较多，血糖升高会更加明显。此外，随
着时间累积以及酒量的增加，病人到后期可能会出现
低血糖反应，原因往往是酒精增加了胰岛素的敏感
性，尤其是对于空腹喝酒的糖尿病病人或正在注射胰
岛素的病人，饮酒的时候更加容易发生低血糖。

**？● 69　听说得了糖尿病肾脏病不能吃豆制品，
是真的吗?**

不是。糖尿病肾脏病病人经常会听到有人建议不
要吃豆制品，甚至说糖尿病肾脏病病人严禁摄入豆类
及豆制品，在此我们必须说明，这样的观点存在误
区。豆类及豆制品其实是相当优质的蛋白质来源，特
别是大豆蛋白。目前大多数的研究证明，食用大豆蛋

白对肾功能没有明显负面影响，甚至有些临床研究表明，对于糖尿病肾脏病病人而言大豆蛋白与肉类相比更有保护肾脏和减少尿蛋白的作用。

70 市面上有很多无碘盐、低钠盐，哪种更适合糖尿病肾脏病病人呢？

食用盐中是否含碘对于糖尿病肾脏病病人的影响并不大。其中低钠盐比较适合患有高血压的糖尿病病人。因为盐里面含有很多的钠离子，若摄入较多，容易导致血压升高。低钠盐的好处，就是其中部分的钠离子被换成了钾离子，对于控制血压是有好处的。不过，钾离子如果摄入过多，也会导致高钾血症的发生，对于肾脏不好的病人来说也是不利的。因此，对于这几种盐，糖尿病肾脏病病人可以根据自己的身体状况来合理选择。不管是选择哪一种，都要控制好食用的量，每天的摄入总量不能超过 6 g。此外，也不能忽视咸菜、酱油、甜面酱等食品中含有的盐分，以免给身体带来负担。

71 中医说的"消渴"就是指现在的糖尿病吗？中医把糖尿病肾脏病叫什么？

中医的"消渴"是以多饮、多食、多尿、乏力、消瘦，或尿浊、尿有甜味为主要临床表现的一种疾病[9]。现代医学中的糖尿病根据其症状，类似于中医的"消渴"。消渴能反映现代医学糖尿病的全部，但糖尿病不包含消渴的所有症状。

传承几千年的中医，对"消渴"有很深的理解，认为其可由外界环境、时间、季节、昼夜、地域、精神、饮食、情志等引起；消渴以临床症状和体征为主要诊断依据，故急性肾功能衰竭多尿期、尿崩症亦可诊断为消渴。

现代医学认为糖尿病的外感病因多具体且明确，主要有病毒感染、药物损伤等，部分糖尿病病人未见典型"三多一少"症状，而是以肥胖、乏力、口干等症状为主；糖尿病的诊断以口服葡萄糖耐量试验（OGTT）为金标准，对于临床症状则没有严格界定，临床隐匿性糖尿病、无症状性糖尿病则无典型消渴症状，而仅仅以血糖升高为主要表现。

因此中医说的"消渴"不完全等同于现在的糖尿病，而糖尿病、糖尿病肾脏病在中医里属于消渴的范畴。糖尿病肾脏病中、晚期可归为"水肿""尿浊""溺毒"等，为消渴日久的变证。

72 中医可以治愈糖尿病吗？

不能。糖尿病属于慢性代谢性疾病，是由胰岛素相对或绝对分泌不足，或由胰高糖素活性增高引起的代谢紊乱，发病机制与遗传因素、基因缺陷、自身免疫相关[10]。目前无论是中医还是西医，对于糖尿病都只能对症治疗，以达到降低血糖、长期稳定控制血糖、减少并发症的目的。

中医治疗糖尿病，通常将其分为上、中、下"三消"：多饮症状为"上消"，多食症状为"中消"，多尿症状为"下消"，分别辨证为肺燥、胃热、肾虚。临床上，二消或三消可以同时存在，因此，中医在辨证施治的原则下，常以滋肾养阴为立足点来遣方用药。

虽然中医不能治愈糖尿病，但中医辨证论治在糖尿病的治疗中能起到降糖、调脂、控制并发症、改善临床症状、提高生存质量等作用。有效的中医药治疗能够改善胰岛素抵抗，促进胰岛素分泌功能的改善，中西医药有机结合、合理运用，能显著提高疗效。中医药治疗有助于维持血糖平稳，防止糖尿病并发症的出现。

73 中医可以预防糖尿病吗?

可以。"上工治未病，中工治欲病，下工治已病。"糖尿病难以精准预防，但作为糖尿病的重要发生发展阶段，糖尿病前期是可逆的。糖尿病前期防控形势急迫，（成年人中）患病率高达 50.1%，而每年又有 10% 的糖尿病前期病人进展为糖尿病，造成了巨大的社会和经济负担。因此，从糖尿病前期进行干预会取得更好的效果。

74 中医治疗哪一种糖尿病效果好?

中医对 2 型糖尿病的疗效较好。目前无论是中医还是西医，都不能从根本上治愈糖尿病，只能通过合理、科学且规范的治疗方式来稳定血糖，减少并发症。

糖尿病主要分为1型糖尿病、2型糖尿病、妊娠糖尿病、特殊类型糖尿病等。目前1型糖尿病主要通过终身使用胰岛素进行治疗，中医药治疗较少；而患病群体最大的2型糖尿病以综合治疗为主，不仅要服用降糖药物，还要控制原发病以及并发症，例如服用降压药、抗血小板药物等，还要控制体重、改善生活方式，同时2型糖尿病也是中医药参与力度最大、疗效最为显著的一种糖尿病。

75 中医的"体质"与糖尿病及糖尿病肾脏病有关系吗？如何自我辨识中医体质？

体质是指在人体生命发展过程中，在先天禀赋和后天获得的基础上所形成的形态结构、生理功能和心理状态方面综合的、相对稳定的固有特质[11]。中医的体质与糖尿病及糖尿病肾脏病有一定关系。现代体质研究与分类多推崇"九体分类法"，将人群体质分为平和质、气虚质、阳虚质、阴虚质、痰湿质、湿热质、血瘀质、气郁质和特禀质。

平和质。（1）总体特征：体态适中、面色红润、精力充沛等。（2）形体特征：健壮而结实。（3）常见表现：色泽红润，头发稠密，目光明润，嗅觉通利，不易疲劳，精力充沛，睡眠良好，两便正常，舌色淡红，苔薄白，脉和缓有力。（4）心理特征：性格随和开朗。（5）对外界环境适应能力：对自然和社会环境适应能力较强。

气虚质。（1）总体特征：疲乏、气短、自汗等。（2）形体特征：肌肉松软不结实。（3）常见表现：少言气短，语音低沉，肢体易疲乏，精神不振易出汗，舌淡红边有齿痕，脉象虚缓。（4）心理特征：性格内向，情绪不稳定，胆小，不喜欢冒险。（5）对外界环境适应能力：不耐受寒邪、风邪、暑邪等。

阳虚质。（1）总体特征：阳气不足、畏寒怕冷、手足不温等。（2）形体特征：形体白胖，肌肉不结实。（3）常见表现：易手脚发凉，喜夏天而厌冬天，精神不振，睡眠偏多，舌淡胖嫩，边有齿痕，苔润，脉沉迟而弱。（4）心理特征：性格多沉静、内向。（5）对外界环境适应能力：不耐受寒邪，耐夏不耐冬，易感湿邪。

阴虚质。（1）总体特征：阴液亏少、口燥咽干、手足心热等。（2）形体特征：体形偏瘦。（3）常见表现：眼睛干涩，口燥咽干，皮肤干燥、脱屑，偏好冷饮，大便干燥，舌红少津，脉细数。（4）心理特征：性格外向，易急躁。（5）对外界环境适应能力：耐冬不耐夏；不耐受暑、热、燥邪。

痰湿质。（1）总体特征：体形肥胖、腹部肥满、口黏苔腻等。（2）形体特征：体形肥胖，腹部肥满松软。（3）常见表现：皮肤油腻，多汗且黏，胸闷痰多，易困倦，口黏腻或甜，身重不爽，小便不多或微混，舌体胖大，舌苔白腻，脉滑。（4）心理特征：性格偏温和、稳重，多善于忍耐。（5）对外界环境适应能力：对梅雨季节及潮湿环境适应能力差。

湿热质。（1）总体特征：面垢油光、口苦苔黄腻等。（2）形体特征：形体偏肥或偏瘦。（3）常见表现：面垢油光，口苦口干，身重困倦，易生痤疮粉刺，小便短赤，男易阴囊潮湿，女易带下增多，舌质偏红，苔黄腻，脉滑数。（4）心理特征：容易心烦，急躁易怒。（5）对外界环境适应能力：对潮湿环境或气温偏高，尤其是夏末秋初时湿热交蒸气候较难适应。

血瘀质。（1）总体特征：血行不畅、肤色晦黯、舌质紫黯等。（2）形体特征：胖瘦均见。（3）常见表现：肤色晦黯，色素沉着，容易出现瘀斑，口唇黯淡，舌黯或有瘀点，舌下络脉紫黯或增粗，脉涩。（4）心理特征：易烦，健忘。（5）对外界环境适应能力：不耐受寒邪。

气郁体质。（1）总体特征：神情抑郁、忧虑脆弱、敏感多疑等。（2）形体特征：形体瘦者为多。（3）常见表现：平时面貌忧郁，神情时常烦闷不乐，多善叹息，或咽间有异物感，睡眠较差，食欲减退，易受惊吓，健忘，大便干，舌淡红，苔薄白，脉象弦细。（4）心理特征：性格内向不稳定、敏感、多疑多虑。（5）对外界环境适应能力：对精神刺激适应能力较差，不喜欢阴雨天气。

特禀质。（1）总体特征：生理缺陷、过敏反应等。（2）形体特征：过敏体质。（3）常见表现：过敏体质常见哮喘、风团、咽痒、鼻塞、喷嚏；遗传性疾病有垂直遗传、先天性、家族性特征；胎传性疾病为母体影响胎儿个体生长发育及相关特征。（4）心理特征：随禀质不同情况各异。（5）对外界环境适应能力：适应能力差，过敏体质，对不同气候、异物适应能力较差。

76　哪种体质的人群更容易得 2 型糖尿病？

有研究通过对比几个地区 2 型糖尿病病人的体质发现，阴虚质是其最主要的发病体质，而由于调查地域环境和调查人群数量等关系，各地主要体质特征分布略有不同[12-16]。

77　哪些体质的人群容易得糖尿病肾脏病？

糖尿病肾脏病是常见的糖尿病微血管严重并发症之一。有研究对早期糖尿病肾脏病病人进行中医体质分析，发现血瘀质、气虚质、阴虚质为其高频体质[17]。通过相关分析研究，得出气虚质、阴虚质、血瘀质为早期糖尿病肾脏病的危险因素，其危险性排序为：血瘀质＞气虚质＞阴虚质。这说明血瘀质个体的早期糖尿病肾脏病发病倾向最大。

78　治疗糖尿病的中医内治法有哪些？

治疗糖尿病的中医内治法主要包括中药内服、中药代茶饮、药膳食疗等。

中药内服是最常见的治疗方法，常见剂型有中药饮片、中药颗粒、中药丸剂等，也是糖尿病病人接受度最高的治疗方法。

中药代茶饮是依据辨证论治并在理法方药指导下为防治疾病、病后调理、养生保健而遣方选药制成的传统剂型，具有饮用方便、药效充分、甘淡平和、口感较佳等优势。

药膳是在中医药理论指导下，将不同药物与食物进行合理的组合，采用传统和现代的科学加工技术进行制作，具有独特色、香、味、形、效的膳食品。

79 治疗糖尿病的中医外治法有哪些?

治疗糖尿病的中医外治法包括中药灌肠、针灸、推拿、穴位贴敷、耳穴压豆、太极、八段锦、五禽戏等。

中药灌肠是一种传统的外治法，其原理主要是通过肠道给药，使部分药液在结肠内吸收，直接发挥作用，刺激肠道蠕动，促进代谢产物从肠道排出，实现胃肠道透析的目的。同时可根据辨证灵活选药，使治疗更有针对性。

针灸治疗糖尿病已有两千余年历史。由于针灸在改善胰岛素抵抗、减重调脂、协同降糖、稳定控糖、延缓并发症的进展方面作用显著，近五年发布的 2 型糖尿病相关指南都将针灸作为治疗推荐方案。

推拿是指依据中医辨证论治的原则，运用各种中医推拿手法，作用于病人的经络穴位和患处，通过手法本身的作用和经络系统调节作用，达到防治疾病的目的，是中医学的重要组成部分。中医推拿能加快机体脂肪组织代谢，增加胰岛细胞活性，在 2 型糖尿病治疗方面颇有疗效。

中药穴位贴敷疗法以中医整体观念和经络学说为指导，通过药物本身的渗透吸收作用和药物对穴位的刺激作用以及经络穴位的传导功能，使其相互影响、相互作用、相互补充，共同发挥整体叠加治疗作用。

耳与脏腑关系密切，耳穴压豆能刺激耳郭上的神经，并通过丘脑交感–肾上腺等途径促进胰岛素的分泌。另外，耳穴压豆可能会直接作用于机体的胰岛 β 细胞神经丛，起到交通心肾、降低血糖的治疗目的。

运动干预在 2 型糖尿病的辅助治疗中发挥着重要的作用，太极、八段锦、五禽戏作为传统中医养生功法，有强度低、耗时长的特点，并能起到平阴阳、调气血、通经络的功效，对治疗糖尿病有较好的辅助作用。

❓ 80 中医可以预防、治疗没有症状的糖尿病吗？

现实中部分糖尿病病人没有症状，很多都是在体检过程中发现血糖升高，通过进一步的检查确诊为糖尿病。大约有50%的糖尿病病人并无具体的"三多一少"症状，由于其病情隐匿，往往容易被忽视，因此危害更大。

这类糖尿病虽无明显症状，但中医学讲究通过望、闻、问、切收集四诊资料，再进行辨证论治。因此，面对这类糖尿病病人看似无证可辨的情况，中医学仍可进行治疗。

对于无症状糖尿病病人，可先度其形体肥瘦润泽，以此初步判断气血盛亏的情况，而舌脉合参是获取四诊资料的关键手段。根据舌脉的情况，采取补肾、健脾、益气、养阴、化浊、清热、化湿、活血、疏肝、凉血等治疗方法。

通过长期的临床观察与总结，我们发现无症状2型糖尿病核心病机为气血津液的"滞""郁"，涉及五脏；而1型糖尿病的核心病机则以"虚"为主，侧重于脾肾。随着现代中药药理学研究的发展，越来越多的中药及其成分被证实对改善胰岛素抵抗、降低血糖有效。

因此在治疗无症状的糖尿病时，可在中医学理、法、方、药理论的指导下，充分利用现代中药抗高血糖药理研究成果。在设立基础方和加减选择用药时，考虑这些中药对血糖指标的针对性，往往能达到事半功倍的效果。

81 什么时候是中医药治疗糖尿病及糖尿病肾脏病的最佳时机？

糖尿病前期是介于糖代谢正常与糖尿病的中间状态。作为 2 型糖尿病发生发展的必经阶段，糖尿病前期是一种可逆状态。

以"治未病"理论为指导，开展中医药干预糖尿病前期的研究，对降低糖尿病发生风险具有很大优势，因此中医药介入治疗糖尿病的最佳时机就是糖尿病未真正发病的时候。

糖尿病肾脏病早期是一种隐匿性的疾病，一旦发现大多已到中期，甚至晚期。此时病情复杂、治疗难度大，已错过了防治的最佳时机。因此，定期检测血糖、尿常规等指标，对发现的异常情况采取中医辨证论治并配合综合治疗，在一定程度上可以延缓糖尿病肾脏病的进展。

82 中西医治疗糖尿病及并发症各自的优势是什么？

中西医对于糖尿病的治疗各有特色，中西医结合治疗是比较好的方法，超过半数的病人会同时应用中药和西药。但什么情况下一定要去看西医，什么情况下中医可以发挥优势？中药和西药各有什么特点，应该怎么选，怎么结合最好？

（1）西医治疗：1型糖尿病更适合看西医。如果药物不能刺激胰岛素分泌以控制血糖，在病情严重时需要使用胰岛素替代疗法控制血糖；如果病人出现急性的合并症，包括昏迷、低血糖、酮症酸中毒等，此时看西医比较好，中医治疗无法及时缓解病情。

（2）中医治疗：当2型糖尿病出现长期慢性并发症并引起口渴、乏力、皮肤瘙痒、睡眠障碍、肢端麻木、肾功能异常等情况时，可以用中医进行治疗。

对于2型糖尿病轻中度的病人、糖尿病肾脏病早期的病人、糖尿病视网膜病变早期的病人，如果空腹血糖在 8 mmol/L 以下，餐后两小时血糖在 13.6 mmol/L 以下，且没有急性合并症的，中医可以发挥自己的优势，让一些病人恢复健康。

总的来讲，中药和西药对于治疗糖尿病各有所长。中西药并用能够发挥其各自的优势。

83 中药为什么可以降血糖？常用降糖中药有哪些？

中药的降糖活性成分主要集中在多糖、皂苷、黄酮、萜类及生物碱等，作用机理主要表现为增加胰岛素分泌、增加胰岛素的敏感性、增加糖的无氧酵解、减少糖异生等。通过降低血糖血脂血压、改善血流变、抑制醛糖还原酶活性、抑制蛋白质非酶糖基化、消除自由基、抗氧化、抗血小板聚集、改善内皮细胞功能、改善血管的舒张功能、抑制血管平滑肌增生、改善血管通透性等多种途径，对糖尿病及其各种并发症的发生发展具有重要的预防和治疗作用。

中医临床家、教育家施今墨认为，糖尿病的发病机理为真阴亏耗，相火独亢，虚热妄炎，损耗诸脏，因此将毓阴清热、益气健脾作为基本治疗法则。当糖尿病病人尿糖高的时候，用黄芪配山药治疗；血糖升高则用苍术配玄参治疗。

中医内科学家、中国科学院院士全小林认为，2型糖尿病好发于多食少动的肥胖体质者，此类病人过食肥甘，脾气运化不及，中焦气机阻滞，膏脂大量堆积于胃肠，发为胃肠实热证，应选用厚朴、枳实、大黄进行加减；胃肠湿热证是2型糖尿病的一个重要证型，病人好食肥甘厚腻，脾气运化不及而生痰生湿，日久化热，湿热互结，治疗当以清热祛湿为主，选用葛根、黄芩、黄连组方。

目前临床上常用降糖中药主要有黄芪、丹参、山药、生地黄、当归、葛根、山茱萸、天花粉、茯苓、玄参、枸杞子、苍术、白芍、熟地黄、麦冬、知母、党参、黄连、太子参、鸡血藤、黄精、大黄、五味子、三七、人参、玉竹、菟丝子、何首乌、沙参等。

84 有些中药喝起来是甜的，会不会让血糖更高？

随着生活水平的提高，有些疾病不断发生，人们需要控制饮食。一般情况下，服用中药不会引起血糖升高。绝大部分中药含糖量很低，或者不含糖。只有少数中药含糖量比较高，譬如大枣、人参、枸杞、桂圆、地黄、甘草等。服用含糖量很低或不含糖的中药，对血糖几乎没有影响。还有一些中药能降低血糖，譬如枸杞、地黄、人参等，它们虽然含有一定的糖分，但却具有一定的降低血糖的功效。通常每一剂中药都是由多种药材复配而成，单方很少。因此在任何一剂中药内，含糖药材只是其中一部分，或者仅为一小部分，综合含糖量通常都低于正常用餐的主食。所以不用担心中药口感甜会升高血糖的问题。

 85 糖尿病肾脏病病人可以选用的食疗方法有哪些？糖尿病病人可以吃红枣吗？

糖尿病是一种慢性代谢性疾病，治疗上应该采用综合性方案。除了药物治疗外，富有中国特色的饮食疗法也是重要的方面，许多中药本身就可以药食两用，中医古籍中也有很多关于食疗的记载。一些适合糖尿病病人的常用食疗方法介绍如下。

（1）绿豆粥：粳米、绿豆等量，煮粥食用。绿豆有解毒、利水、降血脂的作用，适合糖尿病合并高血压的病人，肾功能不全者不宜服用。

（2）葛根粉粥：葛根粉与粳米共煮粥服用，用于老年糖尿病病人，对伴有高血压、冠心病的病人特别适用，葛根由于含丰富的黄酮类物质，对心脑血管病病人十分有益。

（3）天花粉粥：用温水将花粉浸泡2小时，先煎汁，再加入粳米共煮粥，本品适用于糖尿病口渴明显者，孕妇忌用。

（4）山药粥：将山药和粳米共煮为粥服用，适用于糖尿病脾肾气虚、腰酸乏力、大便溏薄者。

（5）荔枝粥：荔枝若干，加粳米煮成稀粥服用。

对于糖尿病病人吃红枣，我们建议：可以吃红枣，但是要控制量，不能无节制地吃，因为红枣所含的糖分比较高，过量食用可能会导致血糖升高，波动过大。

如果血糖控制得比较理想，每天可以吃红枣2～4个，这样能补充维生素C以及一些铁剂，对身体健康比较有利。红枣中含有丰富的红枣色素和红枣可溶性膳食纤维，研究发现红枣色素和红枣可溶性膳食纤维具有葡萄糖延迟能力和抑制葡萄糖扩散能力。动物实验发现红枣色素和红枣可溶性膳食纤维还可改善多饮、多食和体轻的症状，可以降低餐后血糖，提高葡萄糖耐量和胰岛素耐量，具有一定的辅助降糖功效。

 86　糖尿病病人可以服用膏方吗？

膏方集调理、滋补、治疗三大作用于一身，不仅有平衡阴阳、补养气血、延年益寿、提高人体抗病能力的作用，还有防治多种疾病的功效。在膏方的制作过程中，为了让药液成膏或者改善中药的口感，往往要加入饴糖、冰糖、麦芽糖等，但糖尿病防治的第一条原则，就是限制糖的摄入。那糖尿病病人还能吃膏方吗？

答案是"能"。

从制作膏方的角度看，可以用甜菊糖、木糖醇、阿斯巴甜等甜味剂替代蔗糖，这样既可以改善膏方口感，服用后也不会引起明显的血糖波动。

从医生的角度看，糖尿病属于慢性虚损性疾病，是比较适合服用膏方的。糖尿病病人采用膏方调治时，应特别强调辨证准确，不可随意服用成品膏方进补，否则有害无益。

针对糖尿病病人不同的疾病性质和体质类型，经辨证后配方制膏，一人一方，量体用药，可以达到增强体质、治疗糖尿病及其并发症的目的，如糖尿病肾脏病、糖尿病周围神经病变等，临床上也取得了良好疗效。

也有一些特殊情况，不宜服用膏方。糖尿病病人在血糖波动、存在急性并发症的情况下，不宜服用膏方。膏方进补的实质是中药调理，膏方进补具有补虚纠偏、调整人体"自稳"机能的作用。所以，在临床医生的正确指导下，冬季恰当地服用膏方不仅可以改善临床不适症状，同时可以提高机体免疫力，达到防病治病的效果。

87 灸法对治疗糖尿病有用吗？

灸法主要临床作用为温阳通络、行气活血。灸法作为一种辅助治疗方法，必须以中医辨证论治为基础，在符合条件的糖尿病病人中运用。目前灸法治疗糖尿病的方式主要分为两类。（1）温针灸。研究发现，温针灸关元穴可以刺激"神经—体液—内分泌"网络系统，调节腺体分泌功能，促使胰岛素分泌增加，达到降低血糖的目的；同时温针灸刺激关元穴还可加速血液循环，消耗体内血糖，从而降低血糖。（2）艾条悬灸。悬灸主要运用于糖尿病后期脾肾阳虚阶段，此时病人主要症状为神疲畏寒、腰膝酸冷、夜尿频多、小便清长等阳虚之象，灸法温经散寒的优势恰好可在此时发挥。研究也证实在此阶段进行艾灸，使得艾条的温热效应透达督脉、膀胱经皮部、络脉后，可有效改善阳虚症状，降低血糖。

88 推拿按摩对治疗糖尿病有效吗？

推拿按摩可以辅助治疗糖尿病，目前推拿按摩治疗糖尿病主要分为两条思路。（1）理腹法。此方法主要针对肥胖型糖尿病病人，通过推拿刺激腹部经穴，加速局部血液循环、疏通经络，既可达到内调脏腑、改善脏腑功能的作用，又可促进腰背及四肢的脂肪消耗，缓解病人胰岛素抵抗，调控血糖。（2）整脊法。现代解剖学发现，支配胰岛的交感神经发自胸 6 ～ 10 脊髓侧角，经腹腔神经丛，在脾旁分胰十二指肠支，支配胰腺。若发生胸6～10脊柱错位，可诱发"脊源性糖尿病"。选择整脊手法推拿整复后，可缓解椎旁肌肉痉挛，改善局部组织新陈代谢，纠正相应节段胸椎关节错位，促进受损脏腑修复，最终恢复脊柱内外平衡，达到辅助治疗糖尿病的目的。

89 糖尿病病人可以选用哪些中药代茶饮？

中药代茶饮，是指在中医辨证论治基础上，选择适合的中药组方，以药代茶，不计时候，频频饮之。代茶饮始于唐代，盛于宋代，成熟于清代；经过历代医家和养生家的实践运用，已经成为防病治病的一种特色制剂。中医对糖尿病的治疗遵从"消渴"的"上中下三消"理论。"上消"表现为口干多饮，辨病在肺；"中消"表现为消谷善饥，辨病在胃；"下消"表现为小便频数，辨病在肾。基于"上中下三消"理论，可选取针对"肺、脾、肾"三脏的药物，构建药性柔和、可浸泡析出有效成分的中药组方。现代临床研究也证实，中药代茶饮可在改善糖尿病"三消"症状的基础上，同时调控血糖。如口干可选桑叶茶（绿茶 0.25 g、桑叶 5 g、沸水 100 mL，浸泡 30 分钟后饮用）；消谷善饥可选用苍芪代茶饮（党参、山药各 10 g，佩兰、荷叶、玫瑰花各 5 g，用开水冲泡，盖上盖子焖至常温后饮用，饮至 1/3 后再加水，可重复 3 ～ 5 次）；小便频数可选用玉米须代茶饮（玉米须 5 g、沸水 100 mL，浸泡 30 分钟后饮用）。

❓ 90　针灸治疗糖尿病有效吗？

糖尿病的针灸治疗目前主要着眼于两个方面。（1）改善糖尿病并发症。如：糖尿病周围神经病变（肢体感觉、运动神经障碍导致的肢体麻木、痛温觉异常等），神经源性膀胱，胃轻瘫等。从症状辨证、辨经络，循经取穴进行治疗。（2）协同降糖，稳定控糖。目前研究证实，针灸可以通过改善胰岛素抵抗、减重调脂、辅助降糖等，达到调控血糖的目的。

❓ 91　耳穴压豆可以调节血糖吗？

耳穴压豆是用方形小胶布将王不留行籽或磁珠贴在耳朵相应穴位，间歇予以一定频率刺激，使局部穴位产生酸麻胀痛的感觉，从而达到治疗效果的一种中医外治方法。中医认为，刺激相应耳穴可以改善脏腑功能、疏通经络、运行气血，使疾病得愈。现代研究发现，刺激耳穴时可以有效激活耳迷走神经，迷走神经活跃度与血糖呈负相关，所以激活耳迷走神经可以降低过高的血糖负荷。耳穴压豆治疗糖尿病的基础取穴主要有以下几个：胰腺、糖尿病点、三焦、脑垂体、内分泌、丘脑点。耳穴压豆刺激脑垂体、丘脑点，可通过"耳—脑"轴调节中枢神经系统改善糖代谢；刺激耳穴的胰腺、糖尿病点、内分泌，则是直接作用于相应耳部脏腑点；三焦选择是基于中医理论调节上中下三焦气化功能，改善糖尿病"三消"症状。

？ 92 中药熏洗可以治疗糖尿病吗？

中药熏洗是通过中医辨证论治组方合药，将药物煎煮过滤后的药液，趁热对特定皮肤区域进行熏蒸或者熏洗的一种方法。使用时，药液通过蒸汽熏蒸及热力传导，促使相应部位皮肤孔窍打开、气血运行加快，药力经此逐层透入腠理、经络、脏腑，充分发挥药效，达到治疗效果。中药熏洗目前主要运用于糖尿病并发症的早期预防与治疗方面，未病先防、既病防变，充分发挥中医"治未病"方面的优势。糖尿病周围神经病变属于糖尿病三大慢性并发症之一，早期以肢体麻木、发凉、刺痛等感觉障碍为主，后期疼痛加剧甚至局部溃烂。所以针对糖尿病周围神经病变的早期防治非常重要。中药熏蒸的局部用药渗透特点对于此类疾病具有独特疗效。用药多选择行气活血、温经通络之品。如：黄芪、当归、赤芍、地龙、桃仁、红花、艾叶、牛膝、桂枝、细辛等。确诊糖尿病后即可在专业医师指导下使用上述药物组合，定期进行中药熏蒸以预防糖尿病周围神经病变。若已进展到糖尿病周围神经病变，可增加熏蒸的频次进行治疗。

93 中医药治疗糖尿病肾脏病的方法有哪些？常用的方剂（或药物）有哪些？

对于糖尿病肾脏病，临床上治疗方法主要有中药、穴位贴敷、针灸、中药灌肠等。

（1）中药治疗糖尿病肾脏病，作用发挥得比较慢，但效果相对更持久，对改善病人的症状、防治并发症有临床效果。

（2）穴位贴敷是中医外治最常用的方法之一，利用经络与五脏六腑的关系，达到调理阴阳、祛除疾病的目的。穴位贴敷能改善糖尿病肾脏病病人肾功能、减少尿蛋白、改善炎性指标。

（3）针灸不仅可以作为辅助疗法提升对于糖尿病肾脏病的疗效，还可以从根本上解决糖尿病肾脏病的临床症状。糖尿病肾脏病属糖尿病微血管病变范畴，针灸能够促进血液循环，并且增加其抗氧化应激能力。

（4）中药灌肠简单易行、安全有效，通过肠道直接给药，并使药物在肠道停留一段时间，有助于药物在结肠直接快速吸收，促进肠道蠕动和毒素及代谢废物排出。药物经直肠黏膜上皮细胞吸收，与口服相比吸收得更快、作用时间更长，且药物可以直达病所，达到结肠透析的作用。

治疗糖尿病肾脏病常用的中药方剂有六味地黄丸、金匮肾气丸等，但在应用这些方剂前，应由专业的中医医师通过望、闻、问、切，辨证施治给予方药，切记盲目使用，也不推荐长期应用单味中药，以免加重病情。

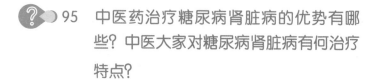

95 中医药治疗糖尿病肾脏病的优势有哪些？中医大家对糖尿病肾脏病有何治疗特点？

中医药治疗糖尿病肾脏病的优势有三个方面：

（1）多层次、多环节、多靶点、个体化治疗；

（2）改善临床症状，提高生存和生活质量；

（3）改善蛋白尿，降低血肌酐、血尿素氮等异常指标，持续、稳定地改善和保护肾功能，阻止或延缓病情进展。

中医药在几千年的发展过程中，涌现出许多治疗糖尿病肾脏病的中医记载和中医名家，如《山海经》《黄帝内经》等中已经有关于"消渴"的记载，其后历代医籍的相关记载更是层出不穷，可惜未能系统整理。至近代，中医药对糖尿病肾脏病的治疗渐成体系，并出现了许多大家，如施今墨、任继学、桑景武等。以著名中医学家施今墨（1881—1969）为例，他认为消渴的致病因素是综合性的，尤其与情志不舒、嗜酒、喜食厚味有关，他提出治疗应从中医的脾、肺、肾入手，而对于下消（糖尿病肾脏病），应以脾肾为重点，为后世医家提供了宝贵的经验。

95　是否可以中西医一起治疗糖尿病肾脏病?

可以。西医治疗糖尿病肾脏病作用明显、疗效确切,尤其对急性期、其他应急状态、糖尿病肾脏病妇女妊娠及分娩等,疗效较佳,但其副作用也多见,如低血糖反应、体重减轻、精神疲倦、乏力等;而中医治疗作用显现慢,对改善症状及防止病情进展有疗效。因此,临床工作中,在基础治疗不理想的情况下,采用中西医结合治疗,可以取长补短,提高疗效。通过中西医结合治疗,可以提高病人生存质量,延长寿命。

96　中医药治疗是否会加重糖尿病肾脏病病人肝肾功能的负担?

糖尿病肾脏病一旦发生,目前尚无特效疗法。其防治的重点是早发现、早治疗。在早期进行控制血压、血糖等基础治疗的同时,采取中医药治疗是非常有必要的。中医学治疗糖尿病肾脏病的有效方剂经过了两千余年不断的应用和验证,效果显著。

在进行了长期、大量临床研究的基础上,中医对补肾活血法治疗糖尿病肾脏病进行了前瞻性研究,进一步证实了中医药治疗糖尿病肾脏病的疗效和优势。以补肾活血、益气泄浊为基本治疗方法，对不同分期的病人采用不同的治疗方案，可以起到改善症状和肾小球滤过功能、减少蛋白尿、保护肾功能的作用。这一方法的推广应用将使更多的糖尿病肾脏病病人受益。

97 治疗糖尿病肾脏病的常见中成药有哪些?

目前治疗糖尿病肾脏病的中成药有许多，罗列如下。

（1）尿毒清颗粒：研究表明，服用尿毒清颗粒治疗6个月后，可显著改善病人的内生肌酐清除率和尿蛋白，纠正脂质代谢，改善早期糖尿病肾脏病病人肾功能。

（2）复方血栓通胶囊：研究表明，与常规治疗相比，服用复方血栓通胶囊后，早期糖尿病肾脏病病人肾脏局部血流明显改善。

（3）济生肾气丸：可改善阳虚血瘀型糖尿病肾脏病病人尿蛋白排泄率（UAER）、24小时尿蛋白定量、肾功能及临床症状。

（4）肾炎康复片：临床研究表明，肾炎康复片具有修复肾小球足细胞、改善肾功能、调节机体免疫功能的作用。

（5）芪明颗粒：临床研究表明，芪明颗粒辅助治疗可有效改善糖尿病肾脏病病人肾功能指标（血清尿素氮、肌酐和 β_2 微球蛋白水平），临床治疗效果显著。

（6）丹蛭降糖胶囊：临床研究表明，丹蛭降糖胶囊可改善糖尿病肾脏病病人蛋白排泄率、血清炎症、尿白蛋白肌酐比、尿微量白蛋白、尿素氮及血肌酐指标，同时改善肾脏血流灌注，有效预防临床白蛋白尿及终末期肾病的发生发展。

（7）益肾康颗粒：临床研究表明，益肾康颗粒能够改善病人炎症水平，缓解肾脏损伤。

所有的中成药建议在中医医师的指导下服用。

98 治疗糖尿病肾脏病的常用单味中药有哪些？

对糖尿病肾脏病治疗效果较好的中药主要包括冬虫夏草、黄芪、雷公藤、黄连、白芍、丹参等，具体功效如下。

（1）冬虫夏草：冬虫夏草是麦角菌科虫草属真菌冬虫夏草菌寄生在蝙蝠蛾科昆虫幼虫上的子座及幼虫尸体的复合体，味甘，性平，具有补肺肾精气的功效。由冬虫夏草菌种制成的金水宝胶囊与百令胶囊对早期糖尿病肾脏病均具有较好的临床治疗效果。

（2）黄芪：黄芪是豆科黄芪属植物蒙古黄芪或膜荚黄芪的根，味甘，性微温，有健脾补中、升阳举陷、益卫固表、利尿、托毒生肌的功效。现代临床研究表明，黄芪临床疗效佳，可显著改善糖尿病肾脏病病人血糖水平、尿蛋白水平、肾脏炎症反应，进而保护病人肾脏功能。

（3）雷公藤：雷公藤是卫矛科植物雷公藤的根、叶及花，味苦，大毒，有祛风解毒、除湿消肿、舒筋通络之功效。雷公藤多苷片由雷公藤的去皮根中提取得到的活性成分制成，可提高糖尿病肾脏病临床疗效，保护病人肾功能，与此同时，还能有效抑制炎性反应。雷公藤使用的禁忌比较多，如孕妇、儿童以及育龄期、哺乳期妇女禁用；有心、肝、肾功能不全者禁用；白细胞和血小板降低者禁用；胃和十二指肠溃疬活动期禁用；心律失常者也禁用。

（4）黄连：黄连是毛茛科植物黄连、三角叶黄连或云连的干燥根茎，味苦，性寒，具有清热燥湿、泻火解毒之功效。现代临床研究表明，黄连中的黄连素（小檗碱）具有减少尿白蛋白排泄、缓解细胞损伤，进而保护肾脏功能的临床疗效。

（5）白芍：白芍是毛茛科植物芍药的干燥根，味苦、酸，性微寒，有止汗敛阴、止痛柔肝、平抑肝阳、调经养血之功效。白芍总苷是从白芍的干燥根中提取出来的一组糖苷类物质，为白芍的主要有效成分。现代临床研究表明，白芍总苷胶囊可抑制肾脏组织炎症反应，减少足细胞损伤，进而改善病人临床症状。

（6）丹参：丹参是唇形科植物丹参的干燥根和茎，味苦，微寒，具有活血化瘀、通经止痛、清心除烦、凉血消痈之功效。现代药理与临床研究表明，由丹参乙酸镁为主要成分的丹参多酚酸盐注射液可改善病人炎症相关指标、肾脏血管内皮功能以及肾脏血流灌注，进而减轻肾功能损害；丹参酮ⅡA磺酸钠同样可显著降低病人血糖，改善肾脏纤维化。

以上这些中药不推荐单味使用，必须由中医医师通过对病人的望、闻、问、切和辨证施治后应用。

99 推荐糖尿病肾脏病病人食用的药膳有哪些？

魏宝永等人将山药、莲子、芡实、扁豆、茯苓、麦芽胚共同加工成粉状，与1500 g小麦面粉混匀，用枸杞子熬水和面，做成面食（馒头、烙饼、汤面等），根据病人自身食量，每天分2～3次食用，3个月为一个疗程。此药膳共奏补脾益肾、祛邪除湿、扶正固本之效。通过临床应用观察，其效果尚好，尤其是Ⅰ、Ⅱ期病人，大多出现可逆性临床表现；血糖、糖化血红蛋白、尿蛋白明显降低；对于治疗"三多一少"、纳差、便溏、浮肿、腰痛、畏寒等临床症状亦有良好效果。

谢燕萍等人在常规治疗基础上，中午给予糖尿病肾脏病病人山药山楂花粉肉饼药膳（将30 g焦山楂煮水取汁后加入到30 g山药粉、30 g天花粉和50 g瘦肉中，添加适量的调味品，将其调制成肉饼后放入锅内蒸制约20分钟）；晚上给予太子参黄芪生地丹参鸡羹药膳（将20 g太子参、30 g黄芪、30 g生地、30 g丹参等放入600 mL水中浸泡2小时，煎汁400 mL取汁，再加入80 g鸡肉丝煎煮成汤羹）。山药山楂花粉肉饼和太子参黄芪生地丹参鸡羹两种药膳具有益气养阴、健脾开胃、补虚润燥、活血化瘀等功效。

谷建云等人提出，糖尿病肾脏病属脾肾两虚型可用猪肾芡实汤（将猪肾剖开，用盐与白酒搓去其臊味，洗净切片，加入30 g芡实、30 g党参，共煮至肉熟药烂，不放盐或少放盐，食肉喝汤）食疗；属脾虚湿困型可用茯苓鲤鱼汤（将鲤鱼宰杀，去鳃与内脏，放锅内加清水与30 g茯苓、5 g冬瓜皮共炖煮汤，不加盐，待鱼熟后饮水食鱼）食疗；属脾肾阳虚型可采用附子山药粥（将6 g制附片、9 g补骨脂、20 g茯苓加水煎汤，去渣留汁，把30 g山药、50 g粳米加入药汁中煮粥）食疗。

100 如何管理糖尿病肾脏病病人的情绪?

糖尿病肾脏病是糖尿病常见的并发症，该病病情易反复并进行性发展，治疗主要包括防治感染、纠正代谢紊乱、控制血压及血糖等，治疗期间病人容易出现多种负性情绪，如焦虑、抑郁等，对生活质量产生严重影响，因此应重视有效治疗及护理。我们可以做到以下几点。

（1）安慰病人，鼓励病人讲出心中的感受，以消除紧张情绪，保持思想乐观、情绪稳定。

（2）主动向病人介绍环境及同病室的病友，消除病人的陌生感和紧张感。

（3）耐心向病人解释病情，使病人认识到应严格按照糖尿病饮食要求进行治疗，还要注意肾功能的变化，大多数糖尿病肾脏病可以通过治疗得到控制。

（4）增加对病人的探视次数，必要时留家人陪伴，通过良好的思想沟通，减轻病人的思想压力。

参考文献

[1] 中华医学会糖尿病学分会. 中国 2 型糖尿病防治指南（2020 年版）[J]. 中华糖尿病杂志, 2021, 4(13)：315-409.

[2] Kidney Disease： Improving Global Outcomes (KDIGO) Diabetes Work Group. KDIGO 2020 clinical practice guideline for diabetes management in chronic kidney disease [J]. Kidney Int, 2020, 98(4S)：S1-S115.

[3] 中华医学会糖尿病学分会微血管并发症学组. 中国糖尿病肾脏病防治指南（2021 年版）[J]. 中华糖尿病杂志, 2021, 13(8)：762-784.

[4] 中华医学会肾脏病学分会专家组. 糖尿病肾脏疾病临床诊疗中国指南 [J]. 中华肾脏病杂志, 2021, 37(3)：255-304.

[5] 中华医学会糖尿病学分会, 国家基层糖尿病防治管理办公室, 贾伟平. 国家基层糖尿病防治管理指南（2022）[J]. 中华内科杂志, 2022, 61(3)：249-262.

[6] 中国心血管病风险评估和管理指南编写联合委员会. 中国心血管病风险评估和管理指南 [J]. 中华预防医学杂志, 2019, 53(1)：13-35.

[7] 糖尿病肾病多学科诊治与管理共识专家组. 糖尿病肾病多学科诊治与管理专家共识 [J]. 中国临床医生杂志, 2020,

5(48)：522-527.

[8] 中华医学会肾脏病学分会专家组，陈江华，倪兆慧，等．终末期糖尿病肾脏病肾替代治疗的中国指南 [J]. 中华肾脏病杂志，2022,38(1)：62-75.

[9] 周仲英．中医内科学 [M]. 2 版．北京：中国中医药出版社，2007.

[10] 陆再英，钟南山．内科学 [M]. 7 版．北京：人民卫生出版社，2012.

[11] 王琦．中医体质学 [M].北京：人民卫生出版社，2009.

[12] 韩文坛．2 型糖尿病中医体质调查研究 [D].北京：北京中医药大学，2011.

[13] 曹艳华．2 型糖尿病病人的中医体质研究 [D].济南：山东中医药大学，2015.

[14] 郑勇强，杨晓琼，陈桂凤，等．2 型糖尿病病人的体质分布分析 [J].中国中医基础医学杂志，2014,20(3)：329-330.

[15] 李军，朱燕，陈云山，等．302 例昆明地区 2 型糖尿病病人的中医体质分布规律研究 [J].中医研究，2016,29(1)：11-13.

[16] 沈艳，唐红，周端．2 型糖尿病病人中医体质类型分

布特点及与相关危险因素的关系研究 [J]. 世界中医药，2017，12(10)：2487-2491.

[17] 周建扬，柴可夫，翁思颖 . 宁波地区早期糖尿病肾脏病病人中医体质类型分布研究 [J]. 中华中医药杂志，2015，30(09)：3244-3246.